LEÇONS CLINIQUES

SUR

L'URÉTHROTOMIE INTERNE

TRAVAUX DU MÊME AUTEUR

Pratique de la chirurgie des voies urinaires. Paris, 1878, 1 vol. in-18 jésus, IX-532 pages avec 133 figures. 6 fr.

Procédés pratiques pour l'analyse des urines, des dépôts et des calculs urinaires, 2e édition. Paris, 1876, 1 vol. in-18 jésus, 200 pages avec 18 planches, comprenant 72 figures. 2 fr. 50.

Leçons cliniques sur la contracture du col vésical, faites à l'École pratique de la Faculté de médecine de Paris et recueillies par E. Piogey. Paris, 1879, 1 vol. in-8 de 117 pages. 3 fr. 50.

Librairie J.-B. Baillière et fils.

LEÇONS CLINIQUES

SUR

L'URÉTHROTOMIE INTERNE

FAITES

à l'Ecole pratique de la Faculté de médecine de Paris

PAR

Le Dr E. DELEFOSSE

ET RECUEILLIES

PAR E. PIOGEY
Interne provisoire des hôpitaux de Paris.

Avec 10 figures intercalées dans le texte.

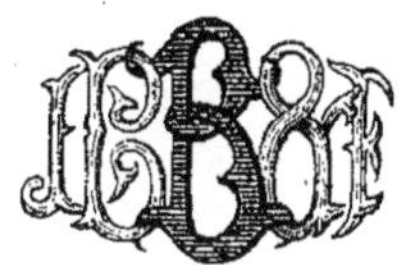

PARIS
LIBRAIRIE J.-B. BAILLIÈRE ET FILS
RUE HAUTEFEUILLE 19, PRÈS LE BOULEVARD SAINT-GERMAIN

1880

LEÇONS CLINIQUES

SUR

L'URÉTHROTOMIE INTERNE

FAITES

à l'Ecole pratique de la Faculté de médecine de Paris

PAR

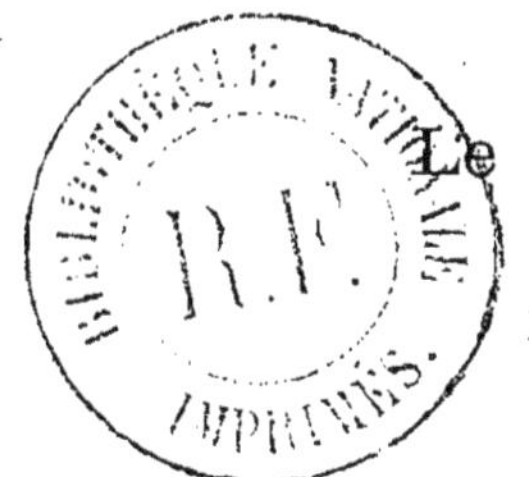

Le Dr DELEFOSSE

ET RECUEILLIES

PAR

E. PIOGEY
Interne provisoire des hôpitaux de Paris.

(Avec 10 figures intercalées dans le texte.)

PARIS
LIBRAIRIE J.-B. BAILLIÈRE ET FILS
19, rue Hautefeuille, près le boulevard Saint-Germain.

1880

PREMIÈRE LEÇON.

SOMMAIRE. — L'uréthrotomie ne doit pas être considérée comme une opération secondaire, mais comme une méthode spéciale de traitement pour certains rétrécissements de l'urèthre. — HISTORIQUE : L'uréthrotomie date véritablement du travail de Reybard, travail couronné par l'Académie. — De l'uréthrotomie dans le monde médical. — PROGRAMME DES LEÇONS : Définition de l'uréthrotomie interne. — Différence entre l'uréthrotomie et la scarification. — Nécessité absolue, que, pour qu'il y ait uréthrotomie véritable, il y ait section complète du rétrécissement. — Conséquences de ce principe.

Messieurs,

Dans les leçons précédentes, je me suis occupé du traitement des rétrécissements de l'urèthre par la dilatation, soit temporaire, soit permanente ; j'ai essayé de démontrer et de graver dans votre esprit les principes relatifs à cette dilatation, principes que je vous demande la permission de répéter au début de cette leçon.

1° La dilatation temporaire, quand elle est possible, est la meilleure méthode de traitement des rétrécissements organiques de l'urèthre et quelquefois, mais rarement, des rétrécissements traumatiques.

2° Dans la cure des coarctations de l'urèthre, il est important de distinguer les deux états suivants : 1° la dilatation, 2° la guérison ; c'est une erreur grave de prendre l'un de ces résultats pour l'autre : combien de rétrécissements sont dilatés et non guéris !

3° Il faut bien s'entendre sur le mot *guérison*, quand il s'agit de rétrécissement. Cette guérison, dans le sens général du mot, n'existe pas, du moins dans l'état actuel de la science et malheureusement n'existera certainement jamais.

4° Quand la dilatation temporaire n'a pas réussi, que la dilatation permanente n'a pu être supportée ou employée, on doit recourir à l'une des autres méthodes de traitement dont la chirurgie dispose, et que nous allons examiner ensemble, en commençant par l'uréthrotomie.

Vous avez dû déjà remarquer que, dans ce cours, je recherche surtout le côté pratique des questions, me basant sur les connaissances acquises par l'observation et par les études anatomiques plutôt que sur les théories ; je serai néanmoins obligé, pour le cas présent, de ne pas dédaigner les déductions théoriques.

L'étude de l'anatomie pathologique des rétrécissements organiques de l'urèthre, nous a permis d'établir sur des bases rationnelles la thérapeutique de ce genre de maladies par la dilatation : il en sera de même pour l'uréthrotomie.

Cependant, avant d'aborder cette partie fort importante de la chirurgie des voies urinaires, il y a un *distinguo* dont il est nécessaire de vous entretenir. Si, à l'exemple de quelques chirurgiens, nous considérons l'uréthrotomie comme étant simplement une opération qui a pour but de rétablir rapidement le cours des urines, de permettre sans retard l'emploi des sondes dilatatrices, en un mot si nous considérons l'uréthrotomie comme une opération auxiliaire, il est presque inutile de la discuter à fond, de s'occuper de son mode d'action, de chercher le meilleur instrument à employer : du moment que le seul but à atteindre est celui indiqué plus haut, il n'y a pas de raison pour utiliser l'uréthrotomie à l'exclusion de toute autre opération, depuis la divulsion avec laquelle M. Holt sur 714 cas compte 703 guérisons, jusqu'à l'uréthrotomie externe qui a donné d'excellents résultats entre les mains de Syme, d'Edimbourg. Un chirurgien expérimenté peut faire à son choix l'une des opérations préconisées en pareille occurence, sans aucun danger pour le malade, car il est reconnu maintenant que la mort n'est pas généralement à redouter dans les diverses méthodes de force ou d'incision employées contre les rétrécissements uréthraux.

Tout autre est la question pour les chirurgiens qui regardent l'incision de l'urèthre comme une opération aussi importante que la dilatation, qui voient plus loin qu'une simple ouverture à faire dans cette circonstance, qui, en un mot, considèrent l'uréthrotomie comme la question principale et la dilatation consécutive comme la question auxiliaire.

Me rangeant dans cette deuxième catégorie de chirurgiens, j'ai cru utile et nécessaire d'étudier à fond cette opération et d'en faire l'objet de plusieurs leçons.

L'opération désignée sous le nom d'*uréthrotomie interne* date réellement, du commencement de ce siècle ; c'est, dans l'ordre chronologique, la plus récente méthode de traitement des rétrécissements de l'urèthre, même en comprenant sous cette dénomination la scarification. Est-ce à dire pour cela qu'elle n'était pas connue ou du moins qu'elle n'a pas été employée, il y a déjà longtemps, sous des noms, il est vrai, différents? D'excellents historiques démontrent le contraire ; mais tout ce qui a été écrit sur ce sujet était plutôt le résultat d'essais, de tentatives particulières rarement reproduites. L'idée de se frayer un chemin à travers un rétrécissement ou un obstacle de l'urèthre dû à une carnosité, au moyen d'un instrument tranchant, s'est présentée aux chirurgiens des siècles derniers. Les opérateurs agissaient par rugination, par perforation, par ponction. Amatus Lusitanus, Alphonse Ferri, Tolet, Ambroise Paré, décrivent des instruments spéciaux et donnent des conseils sur le manuel opératoire. Cependant toutes ces indications sont vagues, incohérentes, et laissent beaucoup à désirer.

Ce n'est qu'au commencement de ce siècle que l'uréthrotomie se sépare nettement de la perforation avec les sondes à dard, de la rugination avec les sondes rugueuses et se renferme dans l'incision franche et correcte de la coarctation : mais elle mérite à cette époque plutôt le nom de scarification. Elle consiste à plonger dans l'obstacle un instrument de forme et de dimensions variant avec chaque chirurgien et à pousser en avant; les instruments de Physick, Dœrner, Strafford, Dieffenbach, etc., sont construits dans ce but.

Le programme de ces leçons ne comporte pas un historique détaillé de l'uréthrotomie; permettez-moi de vous renvoyer pour cette question à l'excellent travail de M. le Dr W. Grégory, intitulé : *De la méthode sanglante dans les rétrécissements de l'urèthre.* Je suis complètement opposé aux conclusions adoptées par l'auteur, mais la partie historique est digne d'être recommandée.

Cependant il est nécessaire que nous jetions un coup d'œil sur quelques instruments qui ont jalonné le chemin parcouru et surtout que nous nous arrêtions sur les idées qui ont *fait* cette méthode ce qu'elle est actuellement.

Comme les autres procédés employés dans la cure des rétrécissements de l'urèthre, l'uréthrotomie a eu des époques de vogue et de déclin. A l'exemple de la dilatation, nous la voyons prônée par les uns et rejetée par les autres; vantée avec enthousiasme du temps de Civiale, actuellement dénigrée avec passion par quelques chirurgiens ; considérée comme un moyen infaillible contre une des maladies les plus rebelles de la chirurgie, puis peu après délaissée comme entachée d'inexactitude et d'impuissance. Quand nous nous sommes occupés de la dilatation, je vous ai dit comment il fallait expliquer à mon avis ces alternatives successives. On a conclu du particulier au général et on a voulu traiter par une méthode unique un état morbide essentiellement variable par sa nature, son siège, son étendue.

Jusqu'en 1819, on faisait la section d'avant en arrière avec les instruments que je viens de vous indiquer. La même année, en Angleterre, Arnott imagina un instrument qui coupait d'arrière en avant.

En 1824, Amussat, tant pour remédier aux inconvénients de la cautérisation qu'à ceux de l'introduction dans l'urèthre, sans protection, d'un instrument tranchant, présenta à l'Académie un uréthrotome que je vous montre ici ; il se compose d'une canule d'argent terminée par un cylindre d'acier conique qui offre à son pourtour huit petites crêtes tranchantes ; l'instrument est conduit jusqu'à l'obstacle au moyen d'un mandrin. Comme il est facile de vous en rendre compte, cet instrument ne remplissait pas le but que l'inventeur se proposait d'atteindre ; aussi Amussat en présenta-t-il un autre sous le nom de coupe-bride, puis enfin s'arrêta à un troisième scarificateur.

Despinois, peu de temps après la lecture du mémoire d'Amussat à l'Académie, présenta un procédé qui consistait à inciser les rétrécissements avec un bistouri étroit, quand ils sont près du méat.

En 1823, Civiale inventa un bistouri à gaine pour débrider le méat et diviser les rétrécissements situés près de la fosse naviculaire.

En 1840 Dupierris indique un instrument qui ponctionne d'abord le rétrécissement, puis l'incise des deux côtés opposés.

En 1844, Reybard soumet à l'Académie de médecine un volumineux mémoire relatant un traitement spécial et contenant surtout des idées nouvelles sur le mode d'action de l'uréthrotomie. Ce travail ne fut pas couronné.

En 1848, Bonnet, de Lyon, publie la description et la figure d'un instrument scarificateur perforé.

Vous parlerai-je des instruments inventés par Leroy d'Etiolles, Mercier, Ricord, Tanchou ! Il vous suffira d'examiner après la leçon les instruments qui sont répandus sur la table pour être convaincus qu'ils n'offrent plus qu'un intérêt historique.

Jusqu'en 1852, c'est-à-dire jusqu'à l'époque où Reybard obtint le prix d'Argenteuil, il y a eu peu de théories émises par les inventeurs, sauf par Civiale ; Chercher le moyen de couper le rétrécissement sans blesser le canal sain ; couper le rétrécissement plus ou moins profondément, pour permettre de remédier à la rétention d'urine : telle est l'idée dominante ; quant au mode d'action de l'incision, quant aux résultats à rechercher, quant à la nature de la cicatrice produite, il n'en est pour ainsi dire pas question. Remplacer la cautérisation par une incision, la dilatation étant laissée de côté comme irrationnelle et malfaisante, inventer un scarificateur, tel fut l'idéal des chirurgiens dans la première moitié de ce siècle. Tout reposait sur un instrument plus ou moins bon ; aussi l'uréthrotomie allait-elle tomber dans l'oubli ou être rejetée quand parut le deuxième travail de Reybard. Couronné par l'Académie, il rappela l'attention des chirurgiens sur cette méthode de traitement, et c'est seulement à partir de 1853 qu'il faut dater l'étude sérieuse de l'uréthrotomie.

A l'époque où l'Académie de médecine décerna le grand prix d'Argenteuil à Reybard, certains critiques incriminèrent la décision de la docte assemblée et donnèrent à penser que le mérite de l'invention et sa nouveauté n'étaient pas incontestables et qu'une autre raison avait bien pu faire pencher la balance en faveur du candidat lyonnais. Pour ma part, je pense que l'Académie a agi sagement et a fait un acte de justice en couronnant Reybard, parce qu'il était bien réellement l'inventeur d'une opération nouvelle ; mais le public médical de cette époque ne mérite non plus le reproche d'injustice pour n'avoir pas acclamé par d'unanimes applaudissements le choix de l'heureux lauréat.

La récompense de Reybard arrivait à la suite de

péripéties qui n'étaient pas toutes en faveur de son opération. Il s'était présenté une première fois au concours et ses expériences n'avaient pas satisfait complètement la commission ; il avait dû changer la forme de son instrument et faire de nouvelles expériences ; le nouvel instrument, de l'avis de beaucoup de chirurgiens, paraissait présenter encore de grands inconvénients ; enfin la commission se contentait cette fois d'observations recueillies loin de Paris ; de sorte qu'il était bien permis de se demander quelles étaient les hautes considérations qui, en dernier lieu, avaient engagé l'Académie à faire choix de Reybard pour le prix dû à la magnificence du marquis d'Argenteuil.

Il me semble, après avoir lu les discussions et les rapports, que la raison qui a entraîné la détermination de la savante compagnie dut être recherchée dans les considérations suivantes : En récompensant Reybard, a-t-elle eu la pensée d'approuver les instruments et le procédé du lauréat et de les déclarer supérieurs à d'autres procédés et à d'autres instruments déjà très connus à l'époque de sa décision ? Ou bien n'a-t-elle voulu que consacrer avec éclat la priorité d'une théorie réellement importante ? Je crois que cette dernière interprétation a été le vrai sentiment de l'Académie et vous partagerez facilement cette conviction, si vous méditez bien les termes du rapport, si vous faites attention qu'à cette époque l'instrument de Reybard n'était guère adopté que par l'auteur, tandis que d'autres uréthrotomes, celui de Civiale surtout, étaient connus et employés.

Pourquoi, me direz-vous, parler si longuement de choses qui sont déjà loin de notre temps, de discussions qui sont complètement oubliées ? C'est que ce prix étant envisagé par moi comme le point de départ de l'uréthrotomie, en tant que considérée comme opération véritable, j'ai cru devoir m'appesantir sur cette obtention, malgré les années qui nous en séparent et malgré que les idées et les instruments de Reybard soient complètement abandonnés de nos jours, du moins en ce que les premières ont de trop radicales.

De 1853 à 1878, l'incision est passée par bien des phases : jusqu'à l'invention de l'uréthrotome à lame courante par Maisonneuve, on se servait surtout de l'instrument à olive de Civiale, coupant d'arrière en avant : cet uréthrotome modifié par Caudmont qui l'employait exclusivement, n'est plus guère utilisé en France que par quelques chirurgiens au nombre desquels je me range.

En 1855, M. le professeur Sédillot écrivait que la découverte réclamée par la chirurgie était celle d'un uréthrotome susceptible de couper d'avant en arrière les rétrécissements dans lesquels on est parvenu à faire pénétrer une bougie filiforme. Pour se rendre bien compte de cette idée émise sur le besoin qu'éprouvait la chirurgie, besoin que d'autres chirurgiens ne sentaient nullement, il faut chercher l'opinion du célèbre professeur sur l'uréthrotomie interne ; on la trouve dans ces phrases extraites de son Traité de médecine opératoire, p. 649 : « On a voulu obscurcir une question très simple et « chercher à méconnaître l'immense avantage de « pouvoir attaquer immédiatement les rétrécisse- « ments les plus étroits *d'avant en arrière*. Ceux qui « vantent encore les sections rétrogrades ou d'ar- « rière en avant ne comprennent pas le progrès qui « s'est accompli ; et l'uréthrotomie, telle que nous « venons de l'exposer, n'eût-elle d'autres résultats « que de rétablir facilement et rapidement le cours « des urines, de permettre sans retard l'emploi des « sondes dilatatrices et de rejeter dans l'oubli les « mille uréthrotomes insignifiants et inefficaces « dont l'art est encombré, aurait encore réalisé « un des progrès les plus remarquables de notre « époque. »

Hélas, Messieurs, je suis de ceux qui ne comprennent pas le progrès qui s'est accompli, progrès que d'ailleurs M. Sédillot n'a même pas démontré ; je crois au contraire que ce progrès a été plutôt rétrograde, si l'on peut parler ainsi ; et je suis en bonne compagnie en émettant cette opinion. M. Sédillot, qui répudie avec juste raison les mille uréthrotomes, etc., ne voit dans l'uréthrotomie, en grande partie, que l'incision qui débarrasse instantanément le malade de son rétrécissement : c'est là, pour lui, la guérison : « N'est-il pas déraisonnable, écrit-il, de nier la guérison par le motif que l'affection reparaîtra ? A ce compte, quels seraient les caractères d'une véritable guérison? L'impossibilité des récidives. De pareilles assertions ne se discutent pas. »

Mais, au contraire, elles se discutent très sérieusement, et c'est ce que nous ferons ensemble. Le travail de M. Gaujot, qui n'est que l'apologie de la clinique chirurgicale de Strasbourg du temps de M. Sédillot, nous donne des récidives étonnantes par le peu de temps qui les séparent : peut-on considérer comme guéri un malade qui sort de l'hôpital urinant bien et qu'on ne revoit plus? Peut-on considérer comme guéri un malade chez lequel neuf à dix mois après l'opération on ne passe plus qu'un petit numéro?

Ce qui est vrai, c'est cette phrase du même professeur : « Quoi qu'on fasse, on ne remplacera pas « l'art par des procédés mathématiques, et il faut « que les hommes de notre profession étudient les « opérations et apprennent à en surmonter les diffi- « cultés, s'ils veulent en obtenir des succès. »

Dans ces dernières années, l'opération dont nous nous occupons a été l'objet de discussions approfondies depuis l'invention par Maisonneuve d'un instrument remarquable par sa simplicité et son manuel opératoire. Cet éminent chirurgien se basant sur ce fait que l'on peut introduire sans danger une lame coupante dans le canal, le tissu sain fuyant devant elle grâce à son élasticité, eut l'idée de l'uréthrotome à lame courante ; il dut modifier la lame de cet instrument après en avoir vu les inconvénients et, en 1860, il préconisa une lame mousse en forme de soc de charrue.

Plusieurs chirurgiens trouvèrent que Maisonneuve était tombé dans l'excès opposé à celui qu'il voulait éviter et que, par crainte de couper tout le canal en même temps que le rétrécissement, il ne coupait plus maintenant même le rétrécissement : c'est alors que parurent les uréthrotomes compliqués de Sédillot et de Voillemier. Je reviendrai sur cette question à propos du choix de l'instrument.

Terminons ce qui a rapport à cet historique succinct en faisant un tableau résumé de l'emploi de l'uréthrotomie dans le monde chirurgical.

En France, la majorité est favorable à l'uréthrotomie interne. MM. Gosselin, Guyon, regardent cette méthode comme une véritable opération; Caudmont, dont je vous développerai les idées sur ce sujet, idées que j'ai conservées religieusement les ayant reconnues excellentes, sauf quelques modifications amenées par le progrès scientifique, Caudmont, dis-je, était du même avis : pour lui, l'uréthrotomie était une opération qui avait sa place marquée dans la médecine opératoire et qui devait être étudiée aussi soigneusement qu'une amputation : il la pratiquait souvent et presque exclusivement quand la dilatation ne pouvait être employée. Dolbeau, MM. Tillaux et Dubuc regardent l'incision comme un adjuvant de la dilatation. M. Horteloup préconise un uréthrotome spécial appelé uréthrotome mousse.

En Angleterre, quelques chirurgiens, à la tête desquels il faut citer M. Thompson, donnent la préférence à l'uréthrotomie interne ; d'autres, à l'exemple de Syme, emploient l'uréthrotomie externe. M. Pemberton a émis une opinion que je vous demande la permission de reproduire ici, car elle est aussi vraie en France qu'en Angleterre. « On s'ingénie partout, « écrit-il, à inventer de nouveaux instruments pour « la section interne des strictures uréthrales. Les « succès qu'a donnés la dilatation patiente et systé- « matique sont oubliés, pendant qu'on dépense plus « de talent qu'un Brunel dans la construction de « plus de machines et d'instruments que ne pourra « jamais en comporter, à mon avis, la thérapeu- « tique saine et efficace de cette maladie. »

Ces idées ne sont-elles pas frappées au coin de la plus saine interprétation? Actuellement chaque chirurgien veut avoir un uréthrotome de son invention, comme à l'époque où florissait la cautérisation, chacun voulait avoir un porte-caustique sorti de son cerveau : ce qui, entre parenthèses, est peu favorable à l'opération en elle-même, car comment la juger sainement avec des moyens si disparates de l'appliquer?

En Amérique, la divulsion tient le haut du pavé. Quant à l'incision, l'uréthrotomie externe y est, en général, plus employée que l'interne.

En Italie, en Suisse et en Allemagne, on emploie surtout l'uréthrotomie externe.

J'entre maintenant dans le cœur de la question :

et pour ne pas nous embrouiller, j'adopterai le programme suivant :

Définition de l'uréthrotomie.

Division en uréthrotomie *interne* et uréthrotomie *externe*.

M'occupant d'abord de la première opération, j'établirai :

1° La distinction entre l'uréthrotomie et la scarification, point très important.

2° Le mode d'action de l'uréthrotomie interne, l'étude de la cicatrice produite.

3° L'instrument à employer.

4° Le manuel opératoire.

5° Les accidents.

6° Les cas où on doit utiliser cette méthode.

Il y a là, comme vous le voyez, matière à plusieurs leçons.

J'agirai de même dans l'étude de l'uréthrotomie externe, mais les bases posées pour l'uréthrotomie interne nous faciliteront la discussion de la valeur des autres méthodes de traitement comparées à la section intra-uréthrale.

L'uréthrotomie est une opération qui a pour but d'obtenir, autant que possible, la guérison relative des rétrécissements uréthraux par une incision complète de ces rétrécissements, soit que le chirurgien pratique cette incision de dedans en dehors ou de dehors en dedans. La dilatation temporaire consécutive est un corollaire nécessaire à cette méthode de traitement.

L'uréthrotomie prend le nom d'uréthrotomie *interne* lorsque l'incision se fait de dedans en dehors : elle s'appelle uréthrotomie *externe* quand le rétrécissement est coupé en allant de la peau à la muqueuse de l'urèthre.

Occupons-nous d'abord, comme je vous l'ai indiqué, de l'uréthrotomie interne.

Beaucoup de faux jugements et d'interprétations erronées tendent soit à faire abandonner l'uréthrotomie comme méthode de traitement, soit à la reléguer comme méthode tout à fait accessoire : je crois, au contraire, que l'uréthrotomie interne est une opération qui restera et qui est digne de toute l'attention des hommes de l'art, toutefois en se servant d'un instrument convenable.

Il m'a semblé que quelques points de doctrine et de pratique demandaient des éclaircissements et je vous apporte ici le tribut de ce que m'a appris l'expérience des autres et la mienne.

Comme je vous l'exposerai plus tard, les rétrécissements tributaires de l'uréthrotomie interne sont, du moins en ce qui concerne les rétrécissements organiques, c'est-à-dire d'origine inflammatoire, presque toujours annulaires; il y a peu de rétrécissements organiques prononcés qui n'occupent qu'une partie de la circonférence du canal, et par cela même, ne soient souvent réfractaires à la dilatation. Ces anneaux sont de nature fibreuse, et le tissu nouveau qui remplace le tissu sain en cet endroit du canal est dur, résistant, possédant une force de rétraction qui agit d'une manière continue. C'est donc à un cercle en caoutchouc, pour ainsi dire, que nous avons affaire, quand il faut employer l'instrument tranchant.

Si vous voulez bien suivre ma comparaison jusqu'au bout, vous verrez que, tant qu'un rayon de cet anneau ne sera pas coupé entièrement, vous n'aurez fait que la moitié de l'opération : en effet, l'épaisseur du tissu morbide sera diminuée, la constriction exercée par ce tissu sera moins énergique, mais cette dernière existera tant que la continuité du cercle rétractile ne sera pas interrompue.

Un exemple grossier, mais clair : voici un anneau en caoutchouc, j'y passe dedans, difficilement, une sonde n° 16; je retire l'instrument et je coupe l'anneau, dans un de ses rayons, mais pas dans toute l'épaisseur : le n° 16 passe facilement, c'est le n° 20 qui a surtout de la peine à cheminer. Nous avons gagné du terrain, mais cette dilatation n'est que factice, car, aussitôt l'algalie retirée, le cercle revient sur lui-même; si au contraire je coupe cet anneau dans toute son épaisseur, l'élargissement n'a plus pour limite que la volonté de l'opérateur. Eh bien, Messieurs, ces phénomènes sont identiques à ceux qui se passent sur le vivant, si ce n'est que dans ce dernier cas le rétrécissement entièrement coupé, l'élargissement a pour limite l'élasticité des tissus sains du canal. Si je fais sur un rétrécissement une incision telle que le contour de la bride ou de la virole se continue dans une épaisseur si minime qu'elle soit, il me sera impossible de dépasser un certain numéro et, par la suite, la force de rétraction dont jouit le tissu morbide s'exercera d'une manière efficace et la liberté du canal se perdra rapidement. Si, au contraire, l'incision pénètre jusqu'au tissu sain qui enveloppe le rétrécissement, sans qu'il soit besoin d'atteindre une limite toujours la même, le fait capital de l'interruption de la virole ou de la bride est obtenue, la constriction exercée n'est plus sensibleet il est possible de faire pénétrer immédiatement dans l'urèthre des instruments du plus gros calibre.

Cette nécessité de l'incision complète du rétrécissement nous permet de faire la distinction entre deux opérations longtemps confondues : l'incision qui divise toute l'épaisseur du tissu rétractile et arrive jusqu'au tissu sain, c'est l'uréthrotomie ; celle qui n'intéresse qu'une partie de cette épaisseur et n'interrompt pas complètement la continuité du tissu morbide, c'est la scarification : du moins c'est ainsi, selon moi, qu'il faut interpréter l'action différente de chacune de ces deux opérations.

Reybard avait émis des idées beaucoup plus radicales : pour lui, tant que l'incision n'a pas atteint l'enveloppe fibreuse du corps spongieux uréthral, ce n'est pas l'uréthrotomie, c'est la scarification.

Il y a, comme vous le voyez, une grande différence entre l'opinion de Reybard et celle que je viens d'émettre sur ce qu'il faut entendre par ces mots uréthrotomie et scarification.

La définition de l'uréthrotomie, sa différence avec

une opération longtemps confondue sous la même dénomination étant indiquées, étudions le mode d'action de cette méthode de traitement des rétrécissements.

Ce que je viens de vous dire il y a quelques instants, pose d'une manière formelle ce principe que, *pour qu'il y ait réellement uréthrotomie, il faut qu'il y ait section complète du rétrécissement.* Ce point très important de la section complète du tissu fibreux a été admis généralement par les partisans de l'uréthrotomie, quels que soient les instruments qu'ils emploient. Alphonse Guérin a parfaitement résumé cet aphorisme en disant : « L'uréthrotomie superficielle est une méthode aussi irrationnelle que le serait la section de la moitié d'un tendon. »

Tirons de suite les conséquences de cette proposition : des chirurgiens ne cherchent dans la division du rétrécissement qu'un certain degré d'élargissement, ayant pour but d'utiliser la dilatation consécutive; or, si je suis parvenu à bien me faire comprendre, vous ne devez pas hésiter à regarder ce procédé comme défectueux. En effet, quel est le motif qui nous engage à délaisser la dilatation pour l'uréthrotomie? Quelle est la cause qui empêche le passage des bougies d'amener une amélioration dans un rétrécissement organique? Dans la généralité des cas, c'est que ce rétrécissement est annulaire, c'est que nous avons à lutter contre la force de rétraction inhérente au tissu fibreux enveloppant le canal; une fois la bougie retirée, il y a évidemment bénéfice, mais de courte durée : il faut donc à tout prix vaincre cette force rétractile : un seul moyen existe, c'est la section de l'anneau et sa section complète. M. Gaujot est du même avis que moi, car il écrit : « La section au delà de la profondeur du « point altéré est essentielle, puisque sans cette dis- « position, il n'y a pas d'écartement et par suite « d'élargissement possible. »

Ceux donc des chirurgiens qui, basant leur traitement sur la dilatation consécutive à l'incision, ne coupent que très peu du tissu fibreux, font, théoriquement parlant, un traitement qui ne peut donner de bons résultats : évidemment ils peuvent arriver à passer dans le canal de gros numéros, mais le rétrécissement semblable à l'anneau en caoutchouc reviendra très vite sur lui-même et le bénéfice obtenu momentanément sera promptememt perdu : on a fait une scarification et l'on retombe forcément dans tous les inconvénients qui ont fait abandonner cette dernière opération.

J'ai dit théoriquement parlant, je puis ajouter *cliniquement*, car de nombreux exemples m'ont convaincu que la récidive est bien plus prompte dans ces cas, même lorsque l'on continue le passage de sondes.

Reybard avait remarqué qu'avec les incisions légères les insuccès étaient la règle; mais il tomba dans l'excès contraire. Thompson a parfaitement établi la base sur laquelle doit s'appuyer actuellement l'uréthrotomie interne quand il écrit : « C'est un axiome admis, sinon par tous, du moins par la plupart de ceux qui ont observé avec soin les résultats de l'uréthrotomie, qu'elle qu'en soit la méthode, que lorsque l'incision d'un rétrécissement est devenue nécessaire, il est essentiel que la totalité du tissu morbide soit divisé. »

DEUXIÈME LEÇON.

Sommaire. — Du mode d'action de l'uréthrotomie interne. — De l'incision, sa profondeur. — Etude de la cicatrice. — Etude du tissu sous-cicatriciel. — Du choix de l'instrument pour faire l'uréthrotomie. — Instrument de Civiale, à olive, uréthrotomie d'arrière en avant. — Instrument de Maisonneuve, à lame courante, uréthrotomie d'avant en arrière. — Discussion de l'emploi de ces deux instruments dans les différents types de rétrécissements tributaires de l'uréthrotomie. — Conclusions.

Messieurs,

A la fin de la dernière séance j'ai essayé d'établir ce principe fondamental relatif à l'opération que nous étudions : « Pour qu'il y ait réellement uréthrotomie, il faut que la section du rétrécissement soit complète. » Mais ce principe démontré, il surgit aussitôt quelques questions auxquelles il est nécessaire de répondre : Quelle doit être la profondeur de l'incision ? Cette profondeur étant limitée, comment la reconnaître? Comment savoir si le rétrécissement est complètement coupé? Si le tissu sain situé au-dessous du rétrécissement n'est pas entamé?

Quelle doit être la profondeur de l'incision? Il est incontestable que les idées émises par Reybard ne peuvent pas être soutenues : il est nuisible de *couper* dans tous les cas jusqu'à l'enveloppe fibreuse des corps spongieux, non seulement au point de vue du tissu sain cicatriciel dont nous nous occuperons plus tard, mais aussi en ce qui concerne le résultat cherché. Nous avons exposé que ce qu'il faut surtout avoir comme objectif, c'est diviser entièrement le rétrécissement pour que l'effet de sa rétractilité soit interrompu ou du moins suspendu pour un temps considérable ; par conséquent, tout ce que l'on fera au delà n'aura qu'une utilité très contestable et il peut parfaitement y avoir uréthrotomie sans que l'opérateur ait été obligé de faire une plaie aussi profonde.

Cependant Reybard a rendu un service éminent à la chirurgie des rétrécissements de l'urèthre en instituant la méthode des incisions longues et d'une certaine profondeur. Comme tout promoteur d'une idée nouvelle, il est allé trop loin, mais, en fin de compte, il a provoqué un mouvement utile qui, bien dirigé, a été fécond dans ses résultats.

Avant lui, on avait incisé largement et profondément les coarctations uréthrales ; Civiale débridait largement les rétrécissements du méat et de la portion pénienne du canal : mais ces cas ne comprenaient qu'une classe très limitée, et ce chirurgien reconnaissait lui-même qu'on doit surtout à Reybard la généralisation de la méthode aux diverses coarctations organiques et l'idée de porter profondément l'instrument tranchant sur une catégorie de rétrécissements qu'on avait toujours, jusqu'à lui, traitée d'une autre manière.

L'incision devra donc avoir pour limite l'épaisseur du rétrécissement : mais comment reconnaître si l'on a obtenu ce résultat ? L'épaisseur est un des signes physiques du rétrécissement les plus difficiles à apprécier : je vous ai déjà indiqué la manière de diagnostiquer la situation, le diamètre, la longueur d'une coarctation uréthrale ; mais pour son épaisseur, le problème est plus ardu et pour ainsi dire impossible à résoudre surtout dans la portion bulbaire Il m'est donc délicat de répondre à cette objection : vous déclarez qu'il faut couper tout le rétrécissement, rien que le rétrécissement, mais comment saurez-vous que vous avez atteint votre but, quand il vous est impossible de déterminer l'épaisseur de ce que vous avez à couper ? Mathématiquement parlant, la réponse laisse beaucoup à désirer, mais elle n'est pas cependant complètement nulle ; on peut dire que l'incision uréthrale peut être considérée comme une équation à trois inconnues qui sont : 1° savoir si l'on a tout coupé le rétrécissement ; 2° savoir si l'on a coupé au delà ; 3° savoir si l'on a été jusqu'à l'enveloppe extérieure : évidemment nous tournons la difficulté au lieu de l'attaquer directement. Je vais toujours essayer de résoudre deux inconnues, la première relative à la section complète du rétrécissement, la troisième relative à la section allant jusqu'à l'enveloppe fibreuse : quant à ce qui se rapporte à la quantité de tissu sain situé au-dessous du rétrécissement qui a été atteinte, je crois la résolution de cette inconnue impossible, du moins dans l'état actuel de la science.

Au moment où l'uréthrotomie vient d'être pratiquée, si le rétrécissement a été entièrement coupé, la guérison paraît complète ; vous pouvez faire parcourir l'urèthre à une bougie à olive de 8 millimètres de diamètre, sans rencontrer la moindre résistance ; tous les obstacles ont disparu comme par enchantement (sauf, bien entendu, la contracture du col, quand elle existe). La guérison peut être proclamée *instantanée* et *radicale*, ainsi que l'ont fait certains chirurgiens : mais rappelez-vous que pour constater ce résultat, il faut faire l'exploration immédiatement après l'opération ; car cette guérison prétendue radicale est très éphémère et l'inflammation traumatique rend apparents les anciens points résistants. Par conséquent, on peut établir que le rétrécissement a été sectionné dans toute son épaisseur quand, après l'incision, il sera possible de passer un gros cathéter et que la bougie exploratrice ne donnera aucune sensation anormale de résistance : voilà donc la première inconnue résolue. Pour la troisième, il est facile de se rendre compte si l'on a blessé l'enveloppe fibreuse extérieure : on observera dans ce cas, à la suite de l'uréthrotomie, une ecchymose à la surface inférieure de la verge : c'est presque un signe pathognomonique.

Je vous disais, il y a un moment, que le problème était insoluble pour le plus ou moins de profondeur atteint dessous le rétrécissement : cependant, les partisans de l'uréthrotome à olive aussi bien que ceux de l'uréthrotome à lame courante ont des lames coupantes de largeurs différentes : ils se guident dans le choix de la lame sur l'ancienneté du rétrécissement, sa dureté, l'époque de la récidive ;

mais c'est plutôt une affaire de tact et d'expérience. Il faut le reconnaître, c'est justement par cette incertitude de la profondeur de l'incision que l'opération a prêté le flanc à des critiques fondées : mais quel manuel opératoire ne laisse pas à désirer surtout quand il n'a pas pour aide le secours précieux de la vue?

L'uréthrotomie interne résout-elle le problème de la cure radicale des rétrécissements? Aucun chirurgien actuel ne l'admet pas plus pour l'uréthrotomie que pour les autres méthodes de traitement. Quelles sont les causes qui empêchent cette cure radicale, en ce qui concerne l'uréthrotomie? Un point a dû vous frapper et vous faire pressentir cet échec, c'est qu'en résumé l'incision n'enlève pas le tissu fibreux qui existe dans l'épaisseur des parois uréthrales. L'explication donnée par Reybard sur le mode d'action de l'uréthrotomie interne est excellente : « C'est une pièce nouvelle que l'on ajoute à une doublure trop étroite pour l'élargir. » Pour que la guérison fût radicale, dans l'acception propre du mot, il serait nécessaire que les parois uréthrales puissent retrouver leur texture normale : l'uréthrotomie interne ne peut donner ce résultat ; elle divise le tissu fibreux ; cette division permet un élargissement en cet endroit du canal, et, dans la partie coupée, il se forme un tissu spécial qui est la doublure indiquée par Reybard et que l'on appelle la cicatrice et le tissu sous-cicatriciel. Petit à petit cette cicatrice et le tissu sous-jacent passent forcément à l'état fibreux sous des influences que nous étudierons plus loin, l'anneau complet se reforme et la rétractilité de cet anneau revenant amène une récidive. Voilà les phases par lesquelles passe l'opération et qui expliquent l'impossibilité de la guérison radicale.

J'appelle spécialement votre attention sur le sujet que je vais vous développer, car il nous permettra d'établir une comparaison judicieuse avec les autres méthodes de traitement des rétrécissements uréthraux, la dilatation n'ayant pu être employée. Quand on fait une opération, la meilleure manière d'étudier ses résultats, c'est de la suivre pas à pas; faisons de même ici. Vous venez de pratiquer la section du rétrécissement, il est entièrement coupé; que va-t-il arriver? Laissez reposer votre malade jusqu'à ce qu'apparaisse l'inflammation traumatique et introduisez alors de nouveau une bougie exploratrice, vous serez arrêté au-devant de chacun des points incisés et vous ne pourrez les franchir qu'avec un certain degré de pression. La guérison paraît moins complète et vous ne la retrouverez plus ce qu'elle a été immédiatement après l'opération : palpez à travers les téguments à la hauteur des incisions, vous sentirez une tuméfaction dure et douloureuse, de dimension variable, ayant en général une forme ovoïde et enveloppant le tissu du rétrécissement; c'est cette inflammation consécutive qui est le point de départ de la transformation fibreuse de la cicatrice. Ceci nous amène à étudier d'une manière approfondie le tissu interposé entre les lèvres de la plaie, la *pièce rapportée* indiquée par Reybard.

Je suppose un rétrécissement complet, je le coupe aux trois quarts de son épaisseur; au lieu de cette première figure schématique, représentant le tissu fibreux,

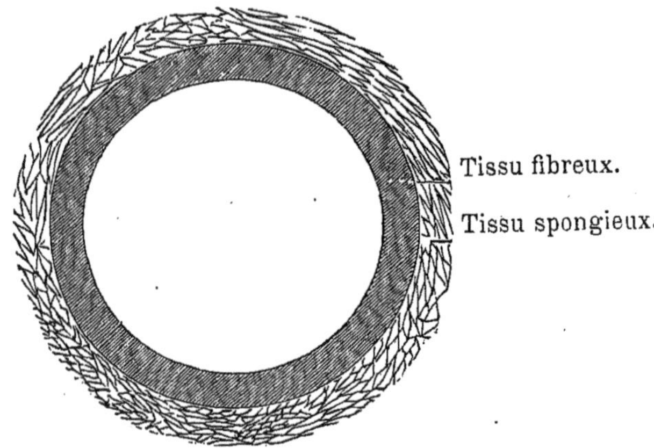

Fig. 1. — Figure schématique représentant l'anneau fibreux produit par le rétrécissement.

il y en aura une seconde que je dessine ici.

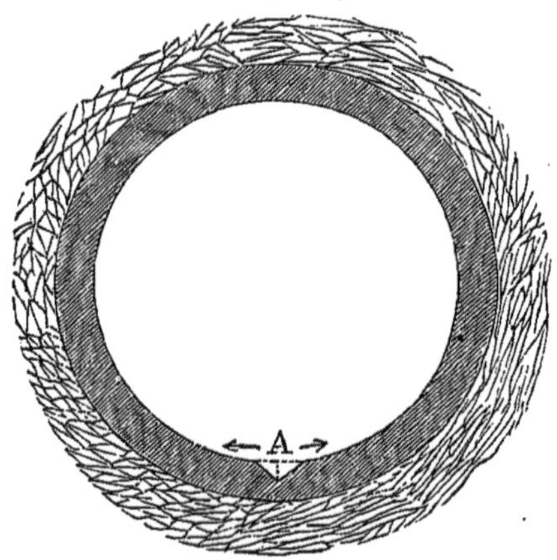

Fig. 2. — Figure schématique représentant le rétrécissement après une incision suivant l'un de ses rayons. Incision partielle.

Que s'est-il produit? La partie A du rétrécissement

a été remplacée par un triangle : si les forces agissant dans le sens des deux petites flèches et par conséquent en sens inverse de la rétraction de l'anneau sont suffisantes pour écarter les bords de la plaie, les angles s'effaceront et alors nous aurons cette troisième figure,

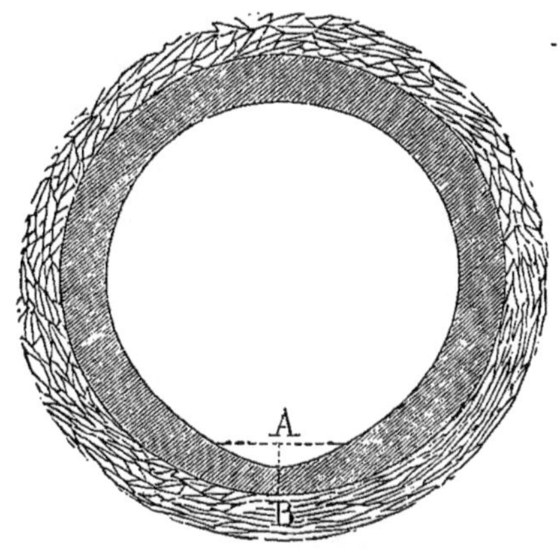

Fig. 3. — Figure schématique du rétrécissement après la section incomplète du tissu fibreux et l'écartement de la plaie.

c'est-à-dire un anneau encore complet, mais d'une épaisseur plus mince en A B.

Enfin, si je coupe le rétrécissement complètement, nous obtiendrons les schéma suivants (v. page 30).

Il n'y a plus pour fermer l'anneau qu'un tissu indépendant du rétrécissement : c'est *la pièce qui bouche le trou ;* vous devez comprendre combien cette pièce joue un rôle important. Si elle avait et conservait les mêmes caractères que le tissu sain, le bénéfice obtenu par cet élargissement persisterait toujours et, sans avoir une guérison radicale, l'influence de l'anneau fibreux ne se ferait plus sentir, puisque celui-ci serait interrompu dans sa continuité et que la dilatabilité de la membrane

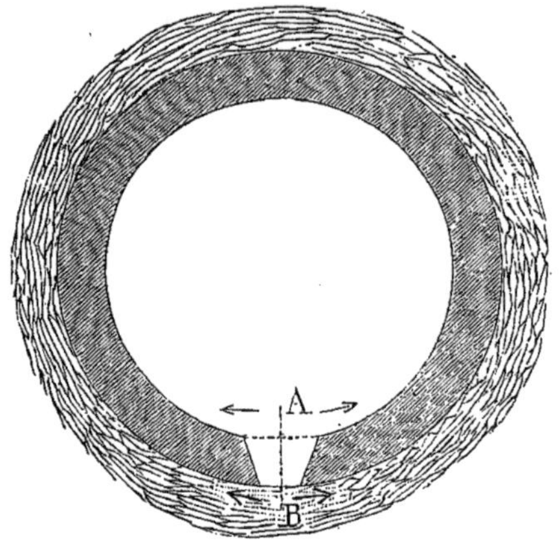

Fig. 4. — Figure schématique du rétrécissement sectionné complètement dans son épaisseur.

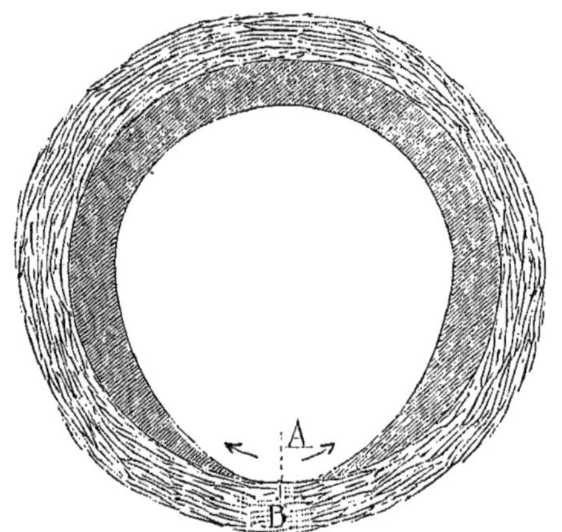

Fig. 5. — Figure schématique du rétrécissement et du tissu sous cicatriciel.

interposée serait suffisante pour fournir un canal ayant approximativement les qualités de l'urèthre normal.

La cicatrice qui unit les deux bords de la plaie constitue donc le résultat définitif de l'opération. Mais dessous cette cicatrice, il y a un tissu, il y a ce que j'appellerai le *coussinet* de la cicatrice : nous sommes donc en présence de deux états anatomo-pathologiques qui jouent un grand rôle. Que devons-nous chercher ? c'est que cette cicatrice, cette pièce, reste souple et dilatable le plus longtemps possible ; c'est que son tissu propre et le coussinet subissent le plus tard possible la transformation fibreuse, transformation malheureusement inévitable : or, sans entrer ici dans les détails des expériences faites par Reybard sur des chiens, sans produire les résultats d'autopsie, résultats que j'ai consignés ailleurs, il est facile d'étudier par le raisonnement seul les causes qui activent cette transformation fibreuse.

Pour le coussinet d'abord ; si je coupe seulement une partie du rétrécissement, le fond de la plaie sera un tissu fibreux fourni par la portion du rétrécissement laissée intacte : donc dans ce cas, en dehors des autres considérations développées au début de la séance, nous trouverons un coussinet fibreux sur lequel reposera une cicatrice qui deviendra promptement de nature fibreuse ; en résumé récidive à courte échéance.

Si je coupe tout le rétrécissement, deux cas se présentent : 1° Il reste du tissu spongieux entre le rétrécissement et l'enveloppe fibreuse de la verge : dans cette circonstance le coussinet étant un tissu normal très dilatable de sa nature, on a grande chance, s'il n'y a pas d'inflammation consécutive trop forte, d'avoir la récidive à longue échéance. 2° Il ne reste pas de tissu spongieux, on arrive directement sur l'enveloppe fibreuse : dans cette circonstance, le coussinet est de nouveau de nature fibreuse ; donc récidive prompte.

Il ressort de cette étude que l'uréthrotomie donnera une récidive d'autant plus éloignée que le coussinet sera spongieux au lieu d'être fibreux. Est-ce de la théorie pure que je développe dans ce moment? Les expériences de Reybard, les autopsies, la clinique vous démontrent ces idées de la manière la plus évidente : coupez un rétrécissement qui aurait parfaitement guéri par la dilatation, et vous aurez aussi avec l'uréthrotomie un résultat excellent. Coupez au contraire un rétrécissement réfractaire à la dilatation, le résultat sera déjà bien moins satisfaisant ; il sera très peu prononcé, si le rétrécissement est d'ancienne date, dur, épais. Vous pouvez varier ces expériences sur des chiens et vous rendre compte ainsi des effets de l'uréthrotomie suivant le tissu sous-cicatriciel.

Passons à la cicatrice ; on en distingue deux genres : la cicatrice dure et la cicatrice molle. Cette différence dans la nature intime de la cicatrice est due aux causes suivantes : d'abord, comme nous venons de le voir, à la constitution pathologique du coussinet, puis à la profondeur des incisions. J'ajouterai que, si on considère la cicatrice en elle-même, il est incontestable que moins elle sera enflammée, moins vite aura lieu sa transformation fibreuse : c'est pourquoi l'interdiction du passage de la sonde pendant les jours qui suivent l'opération est une excellente recommandation.

Si vous étudiez la cicatrice par rapport à la profondeur des incisions, il y a lieu de rechercher si les incisions profondes donnent lieu réellement, comme les accusent quelques chirurgiens, à des cicatrices dures, suites de la suppuration occasionnée par ces incisions. Si j'ai bien pu m'expliquer, il ressort facilement de tout ce que je viens de vous exposer que je suis de l'avis des chirurgiens qui redoutent les incisions profondes et qui les accusent de donner de mauvais résultats ; mais de là à prohiber toute incision dépassant une faible profondeur dans la crainte d'avoir toujours dans ces cas une cicatrice épaisse et dure, c'est ce qu'il m'est difficile d'admettre, car la clinique et l'anatomie pathologique prouvent le contraire : j'obtiens tous les jours des cicatrices souples et minces avec l'uréthrotome à olive et en coupant tout le rétrécissement, même quand ce dernier est prononcé, pourvu que le coussinet soit spongieux.

D'un autre côté, je crois que cette profondeur n'existe pas aussi souvent qu'on l'a dit, car la rétraction des tissus coupés, rétraction dont je vous ai indiqué le sens par les deux petites flèches figurées dans le schéma, étale la plaie et diminue sa profondeur à tel point que même après une incision assez profonde, il n'y a pour ainsi dire point d'excavation : par conséquent cette suppuration due à la profondeur de la plaie ne doit pas jouer un rôle si prépondérant qu'on l'a admis dans la formation d'une cicatrice dure.

Maisonneuve avait remarqué que dans les incisions profondes faites par Reybard, il y avait généralement une cicatrice épaisse, rétractile ; il pensa que cette cicatrice épaisse était due à la suppuration qui se produit dans les incisions profondes, sans s'inquiéter des conditions bien autrement importantes du tissu sous-cicatriciel. Dominé par cette idée, il chercha un instrument qui ne devait faire qu'une incision limitée dont le fond serait autant que possible à la surface du tissu sain, afin d'éviter cette suppuration des plaies profondes.

Je viens de vous démontrer que cette crainte de l'éminent chirurgien n'était pas fondée, et que la profondeur de l'incision n'était pas une cause forcée et inévitable d'une cicatrice épaisse. Je pourrais vous citer les expériences de Reybard sur quatre chiens : dans les deux cas où l'incision atteignit l'enveloppe fibreuse, la cicatrice fut trouvée dure à l'autopsie ; dans les deux autres observations où l'incision laissa du tissu spongieux au-dessous de la plaie, la cicatrice fut trouvée molle ; mais la meilleure preuve à l'appui de mon opinion se trouve dans une autopsie rapportée par M. Gaujot. Il y avait trois incisions dans le canal : la première était de 2 millimètres de profondeur et intéressait toute l'épaisseur du tissu spongieux jusqu'à son enveloppe fibreuse restée intacte ; le fond était formé par du tissu spongieux entamé, mais ne présentait nulle trace d'inflammation, d'épaississement ou d'induration; la deuxième incision avait 1 millimètre de profondeur et reposait sur le tissu spongieux; la troisième était très faible : les incisions pratiquées depuis 23, 19 et 16 jours n'étaient pas encore tout à fait cicatrisées, sans doute à cause de l'usage continu des sondes, mais l'autopsie a démontré qu'elles ne présentaient aucune trace d'inflammation et que leur surface était formée par une couche mince de tissu connectif sans altération. « Cette observation est surtout importante, ajoute M. Gaujot, en ce qu'elle montre l'innocuité des incisions, et que l'urine coule sans les infiltrer et sans même y déterminer la moindre trace d'inflammation. »

Les autopsies ont même fait ressortir ce fait, c'est que la cicatrisation de la plaie de l'uréthrotomie peut se faire en trente-six heures : que si la plaie n'est pas complètement cicatrisée après ce laps de temps, il se produit pendant ce peu d'heures une pellicule qui arrête généralement toute infiltration urineuse quand la plaie est placée à l'abri du contact du liquide urinaire.

J'aurai beaucoup à vous dire, Messieurs, sur l'anatomie pathologique de la cicatrice, mais ce serait sortir d'un cours pratique ; ce que je tenais à bien établir, c'est que si les incisions très profondes sont nuisibles, il ne faut pas cependant exagérer l'importance de cette profondeur au point de vue de la nature de la cicatrice consécutive à l'opération.

En résumé, pour que le mode d'action de l'uréthrotomie soit le meilleur possible, il faut, selon moi, remplir les trois conditions suivantes :

1° Couper complètement le rétrécissement et autant que possible rien que lui.

2° Eviter tout ce qui peut enflammer la cicatrice.

3° Avoir un tissu sous-cicatriciel de nature spongieuse pour l'entière réussite de l'opération.

Les chirurgiens partisans de l'uréthrotomie interne se servent en France et à l'étranger d'instruments appelés uréthrotomes, qui peuvent tous être ramenés à deux types principaux, plus ou moins modifiés ; les uns se servent de l'uréthrotome à olive, sectionnant le rétrécissement d'arrière en avant ; les autres de l'uréthrotome à lame courante, incisant d'avant en arrière.

Le premier de ces instruments a été inventé par Civiale, qui en a donné une description complète dans ses ouvrages sur les voies urinaires. Il se compose d'une lame coupante, cachée par un renflement olivaire. Quand cette lame doit être dégagée pour inciser le rétrécissement, on tire de bas en haut le mandrin qui la porte ; l'instrument placé verticalement, l'olive en bas, vous voyez que cette lame ne sort pas de l'olive horizontalement, mais obliquement, ce qui expose à couper le rétrécissement en armant l'uréthrotome. Caudmont, élève de Civiale, a fait une modification qui corrige ce petit défaut.

L'instrument à lame courante, le plus employé, a

été inventé par Maisonneuve. Vous le connaissez tous et comme instrument et comme manuel opératoire.

Je m'occuperai de ces instruments exclusivement en ce qui concerne les conditions que je vous ai indiquées comme devant être remplies pour obtenir une bonne cicatrice, but principal de l'uréthrotomie interne.

J'examinerai plus tard, avec détail, les cas dans lesquels l'incision intra-uréthrale est indiquée ; mais, au point de vue du choix de l'instrument, on peut diviser en trois classes les rétrécissements tributaires de cette opération.

1° Ceux qui, quoique pouvant être dilatés, si l'on considère leur anatomie pathologique, exigent l'incision, soit par suite de la fièvre après chaque sondage, soit par suite d'état nerveux du canal, soit pour d'autres causes. Dans ce genre de rétrécissements le tissu spongieux est généralement peu envahi.

2° Ceux qui sont uréthrotomisés pour la première fois par suite de l'impossibilité de les dilater, vu la continuité du cercle rétractile ou leur origine traumatique. Dans ces cas, il peut rester encore du tissu spongieux sain avant d'arriver à l'aponévrose d'enveloppe.

3° Ceux qui ont déjà subi une première incision, qui ont été enflammés par des dilatations mal conduites ; en un mot ceux qui sont ou très durs ou occupent tout le tissu spongieux jusqu'à l'aponévrose d'enveloppe.

Il était nécessaire d'établir cette graduation dans la gravité de l'état pathologique des rétrécissements pour bien se rendre compte des conditions dans lesquelles on est placé pour faire choix de l'instrument.

La première condition que je vous ai indiquée est la section complète du rétrécissement; j'ajouterai la section complète en un seul parcours de la lame. En effet, pour couper un rétrécissement, on peut soit agir d'un seul coup, soit à plusieurs reprises, comme d'ailleurs l'indiquait Civiale. Je n'ai pas besoin d'insister pour montrer les inconvénients et les dangers du dernier procédé.

Dans la première classe de rétrécissements où le tissu spongieux est seulement légèrement entamé, la section complète peut se faire avec l'instrument à lame courante ; mais quand il s'agit de brides ou de valvules, il n'est pas rare que celles-ci fuient devant la lame, qu'elles soient aplaties par l'arête mousse ou par le conducteur cannelé; avec l'uréthrotome à olive, la section du rétrécissement se fait facilement, et cet instrument présente un avantage pour inciser des brides ou des valvules ; l'olive les accroche et ces obstacles sont coupés, car de leur section dépend le passage de l'instrument.

Cependant on peut dire que dans cette première classe, les deux instruments agissent à peu près de la même manière.

Pour la deuxième classe de rétrécissements, la section complète de la coarctation est déjà plus difficile avec l'uréthrotome à lame mobile: je vous ai exposé les transformations que Maisonneuve avait fait subir à son instrument. Evidemment la lame en forme de soc de charrue a un grand avantage sur celle coupant sur tout son tranchant et introduite sans gaine. On est sûr, avec ce nouvel instrument, de ne pas faire d'incisions profondes en dehors du rétrécissement ; mais comme l'a parfaitement dit Voillemier : « des expériences sur le cadavre et des observations au lit du malade montrent que cette nouvelle transformation fait de l'instrument un scarificateur et non un uréthrotome. » Il est d'ailleurs facile de se rendre compte de cette vérité par des expériences *in anima vili*; faites un rétrécissement à un chien au moyen d'une cautérisation argentique; puis, au bout de deux mois, employez l'uréthrotomie avec la lame courante; à l'autopsie, d'après mes expériences, une fois sur deux tout le tissu fibreux n'est pas coupé. Autre exemple : faites l'uréthrotomie sur un homme vivant, avec la lame courante, introduisez après l'uréthrotome à olive, armez-le en donnant à sa lame la même largeur qu'à l'autre instrument et souvent en le retirant vous sentirez une résistance qui indiquera la section incomplète du rétrécissement par la première incision.

Au contraire, il suffit d'examiner l'uréthrotome à olive pour se rendre compte qu'en ne considérant que l'action mécanique de la lame, rien n'empêche de faire la section complète du rétrécissement.

Je puis donc dire que, dans la deuxième classe des rétrécissements et mécaniquement parlant, la section complète sera incertaine avec la lame courante, sûre avec la lame fixe.

Quant à la troisième classe, Maisonneuve a reconnu lui-même l'impuissance de son instrument.

Vous voyez donc, Messieurs, que dans toutes les classes de rétrécissements indiqués, l'instrument à olive remplit la condition de la section complète et en une seule fois de l'obstacle, ce qui n'existe pas avec l'uréthrotome de Maisonneuve.

A côté de cette condition, s'en place, comme vous le savez, une autre qui consiste à ce que la lame ne coupe que le rétrécissement et pas de tissu sain, soit en dehors de lui, soit au-dessous de lui.

Examinons quel est celui des deux uréthrotomes qui résout le mieux cette autre condition ; il me suffira ici de citer l'opinion de chirurgiens éminents : les observations de Voillemier montrent qu'avec l'uréthrotome de Maisonneuve on peut tout couper, sauf le rétrécissement. Dolbeau disait dans la discussion sur l'uréthrotomie à la Société de chirurgie en 1865 : « L'olive est très utile, elle éclaire le chirurgien sur le siège et l'étendue du rétrécissement; l'incision rétrograde permet de couper le rétrécissement et rien que le rétrécissement, tandis que dans celle d'avant en arrière, le chirurgien agit en aveugle, ne sait où il est ni ce qu'il fait. C'est son instrument qui le conduit et fait seul l'opération. »

« L'uréthrotome de Maisonneuve, dit M. Horteloup, qui est aujourd'hui celui que les chirurgiens emploient le plus volontiers, est sans contredit très facile à manier, mais c'est justement en raison de cette facilité que l'on voit encore des praticiens ne doutant de rien et peu habitués à ce genre d'opération, ne pas hésiter à s'en servir et produire parfois des accidents terribles. » M. Tillaux, dans sa thèse d'agrégation en 1865, écrit ceci : « L'incision d'avant en arrière permet d'attendre moins longtemps avant de pratiquer l'opération, puisqu'il n'est pas nécessaire d'attendre que le rétrécissement ait subi un commencement de dilatation. Ce n'est pas pour nous un avantage : en revanche, elle est moins favorable pour l'exploration du point rétréci ; de plus le chirurgien suit à l'aveugle la sonde conductrice qui peut s'être repliée, s'être logée dans un diverticulum du canal, ou bien avoir pénétré dans une fausse route. Pour toutes ces raisons, il est préférable d'employer l'instrument qui agit d'arrière en avant. » A toutes ces raisons judicieuses émises par des hommes dont on ne peut suspecter l'autorité, j'ajouterai : Introduisez la lame courante jusqu'au rétrécissement exclusivement, retirez-la, vous aurez toujours du sang, ce qui indique une lésion, légère peut-être, cependant incontestable du tissu sain du canal ou de la muqueuse ; mais il y a pour moi une considération qui doit dominer toutes les autres, c'est la certitude de ce que l'on fait. Que diriez-vous si un chirurgien pour découvrir une artère vous proposait un manuel opératoire consistant à donner un coup de bistouri à l'endroit présumé sans se servir des points de repère qui ont toujours été, avec juste raison, étudiés avec un soin méticuleux ? Vous accuseriez ce chirurgien tout au moins d'imprudence ; et vous accepteriez un manuel opératoire qui consiste à pousser à l'aveugle un instrument dans le canal de l'urèthre, sans être sûr de savoir ce qu'il coupe, sans vous rendre compte des points à couper, de l'endroit à couper, de l'endroit précis de l'opération? Il faut véritablement que l'uréthrotomie soit par elle-même une opération bien inoffensive pour ne pas produire plus d'accidents avec une pareille méthode!

En est-il de même avec l'uréthrotome à lame fixe? Nullement. Comme vous faites sortir la lame quand vous le voulez, il n'y a pas à craindre qu'elle éraille la muqueuse ou qu'elle coupe en dehors de votre volonté ; d'un autre côté, l'olive arrêtée par l'obstacle vous indique le point précis où doit se faire l'incision. On a fait une grande objection à cet instrument : la nécessité d'élargir le rétrécissement pour faire passer l'olive ; incontestablement c'est une objection sérieuse au premier abord, et, pour ma part, à l'exemple de Caudmont, j'ai conseillé de se servir de la lame courante pour ouvrir une voie à l'olive; aujourd'hui, je crois que l'on peut, même dans ce cas, rejeter l'instrument de Maisonneuve : comme le dit Thompson : « Pendant ces dernières années, les uréthrotomes d'arrière en avant ont été beaucoup améliorés et nous possédons actuellement des uréthrotomes réunissant toutes les qualités sérieuses de sécurité et de commodité. » L'éminent chirurgien anglais a inventé un uréthrotome à olive très petite. Moi-même j'ai fait construire deux uréthrotomes dont l'un a une olive n° 12 et l'autre le n° 14. D'ailleurs, les rétrécissements qui ne permettent pas le passage d'une olive de très petit diamètre, après un traitement préparatoire, sont très rares et j'ajouterai que presque toujours malheureusement dans ces cas la lame mobile est trop faible. On a accusé l'uréthrotome à la lame fixe d'occasionner souvent des hémorrhagies ; cette objection avait sa valeur avec l'instrument de Reybard, mais actuellement de tels accidents sont en infime minorité ; Dolbeau sur 36 uréthrotomies n'a eu que 5 hémorrhagies avec l'uréthrotome à olive, tandis que M. Perrin a vu se produire cet accident au moins 3 ou 4 fois sur 12 opérations, avec la lame courante. Dans mes observations personnelles, l'hémorrhagie ne s'est produite que 3 fois, et phénomène curieux, c'était chez trois nègres. Je n'ai jamais remarqué d'infiltration d'urine après l'incision avec l'instrument de Caudmont. J'attribue ce résultat heureux, à l'exemple de Voillemier, en partie à l'emploi de la sonde à demeure après l'opération, ce que ne faisait pas Reybard.

Quant à la certitude du degré de la profondeur de l'incision, j'ai déjà traité cette question ; c'est une affaire de tact et d'expérience, et aucun des deux instruments n'est à l'abri d'un reproche.

Ainsi donc, Messieurs, si je résume ce qui regarde le choix de l'instrument au point de vue de l'incision, je dirai : avec l'uréthrotome à lame fixe, certitude dans l'opération de ne couper que le rétrécissement, rien que le rétrécissement ; accidents consécutifs peu fréquents ; mais le manuel opératoire de l'instrument exige des mains exercées. Cette certitude n'existe pas avec l'uréthrotome à lame courante, malgré les descriptions du manuel opératoire les plus méthodiques et les mieux étudiées. La facilité avec laquelle cet instrument peut être manié, explique l'emploi fréquent, qu'on en fait, mais, si vous adoptez les idées que je viens de développer, vous devez vous rendre compte combien les récidives promptes doivent être fréquentes ; ces récidives à courte échéance ont engagé des chirurgiens français et surtout des chirurgiens étrangers à chercher une autre méthode de traitement pour les coarctations organiques.

Terminons cette leçon en examinant le choix de l'instrument au point de vue de la cicatrice ; j'ai essayé de vous démontrer que la nature de la cicatrice dépendait de l'inflammation traumatique et surtout du tissu sous-cicatriciel ; elle est donc beaucoup plus sous l'influence du traitement consécutif à l'opération et de l'état pathologique du canal que sous celle de l'instrument employé ; cependant ce dernier joue encore dans ce cas un certain rôle ; la profondeur des incisions ayant été examinée, il reste une autre accusation portée contre l'uréthrotome à olive ; c'est celle de contusionner la plaie, en entamant le rétrécissement, de faire des angles profonds qui permettent à l'urine de séjourner ; cette remarque était juste pour l'uréthrotome de Reybard dont la lame avait la forme d'une lancette, mais celle de l'instrument actuel ressemble à un bistouri convexe et ne fait aucun angle profond ainsi qu'il est facile de s'en assurer dans des expériences sur des chiens ; j'ai vu, au contraire, à l'autopsie de chiens uréthrotomisés avec la lame courante, la plaie quelquefois terminée à sa partie postérieure par un cul-de-sac produit par le refoulement des tissus.

Vous parlerai-je enfin de l'uréthrotome de Maisonneuve au point de vue de la fragilité du porte-lame, fragilité qui fait que l'instrument peut se fausser, se casser, quand le rétrécissement est trop dur, ainsi que je l'ai vu encore dernièrement dans un service hospitalier : tous ces déboires n'arrivent pas avec l'uréthrotome à olive.

Voilà, Messieurs, une bien longue leçon pour combattre un instrument qui a actuellement la vogue en France et que vous voyez utilisé tous les jours par des chirurgiens très estimés. Mais j'ai cru devoir vous développer des opinions contraires à l'emploi de cet instrument, opinions basées sur le raisonnement, les expériences, la clinique, et m'appuyant en outre sur le témoignage de praticiens qui font autorité dans la chirurgie des voies urinaires. A vous de méditer, de répéter les expériences, d'étudier les observations et de choisir.

TROISIÈME LEÇON.

SOMMAIRE. — Résumé des principes posés dans les deux leçons précédentes. — Comparaison de l'uréthrotomie interne avec les autres méthodes de traitement des rétrécissements uréthraux, comparaison établie sur les principes qui ont servi de base à l'étude de la récidive. — Manuel opératoire de l'uréthrotomie interne avec l'instrument à olive. — Accidents consécutifs à l'opération. — De la dilatation consécutive à l'opération.

Messieurs,

Dans les deux leçons précédentes, j'ai essayé de vous démontrer des propositions dont je vous demande la permission de donner la quintessence avant d'aller plus loin dans l'étude de l'uréthrotomie interne :

1° Pour qu'il y ait réellement uréthrotomie, il faut que l'incision soit pratiquée de telle sorte que tout le rétrécissement soit coupé dans son épaisseur ; l'incision sera d'autant plus profonde que le tissu fibreux aura envahi plus profondément le tissu spongieux et les résultats seront les plus défavorables lorsqu'on aura été obligé de couper l'aponévrose d'enveloppe ;

2° Le résultat de l'uréthrotomie réside dans une cicatrice qui peut être mince ou épaisse et, par conséquent, bonne ou mauvaise ; cette cicatrice sera mince toutes les fois que, les causes inflammatoires directes ayant été écartées, il restera du tissu spongieux sain au-dessous du rétrécissement.

Elle deviendra promptement épaisse et rétractile toutes les fois qu'elle aura été enflammée, ou que le tissu sous-jacent sera fibreux.

3° Le meilleur instrument sera l'uréthrotome qui coupe d'arrière en avant, qui a une forme arrêtant la lame juste aux obstacles à couper et dont la lame coupe sur tout son tranchant : cet instrument est actuellement représenté par l'uréthrotome à olive de Caudmont ; on peut reconnaître à cet instrument deux *desiderata ;* le premier, trouver un moyen qui permette de passer directement derrière un rétrécissement très étroit avant de le couper quand ceux préconisés n'ont pas réussi ; ces cas sont très rares, mais enfin ils existent ; le second, qu'il partage avec tous les uréthrotomes, et dont nous nous sommes longuement occupé, trouver le moyen de ne couper en profondeur que le rétrécissement.

Ces propositions bien établies et acceptées, il est facile de faire la comparaison de l'uréthrotomie interne avec les autres méthodes de traitement employées contre les coarctations uréthrales. Vous êtes en présence d'un rétrécissement qui ne peut être dilaté par les bougies, quel traitement adopterez-vous ? sera-ce la divulsion ? l'uréthrotomie interne ? l'uréthrotomie externe ? la cautérisation ? Chaque méthode a été préconisée et est soutenue tous les jours avec beaucoup de talent et de conviction. Si vous voulez bien vous reporter aux propositions dont j'ai reparlé exprès plus haut, il est incontestablement démontré que l'uréthrotomie interne est encore la meilleure méthode de traitement. Prenons, par exemple, l'uréthrotomie externe ; quand vous faites cette opération, vous incisez forcément l'enveloppe fibreuse des corps spongieux, d'où forcément aussi, coussinet de cicatrice de nature fibreuse, et nous rentrons dans le cas où l'uréthrotomie interne donne les plus mauvais résultats ; ajoutons que s'il y a plusieurs rétrécissements, c'est une suite d'ouvertures extérieures d'autant plus rapprochées que les coarctations sont nombreuses, et si vous êtes obligés, comme dans certains cas, d'inciser le canal dans une longueur de 5 à 6 centimètres, n'est-il pas plus avantageux de faire une plaie à l'abri de l'air. Enfin, il est rare que, dans la portion pénienne, l'uréthrotomie externe ne laisse pas derrière elle une fistule. L'uréthrotomie externe, quand on ne peut passer de conducteur, est une opération difficile, si difficile que dans un cas de rétrécissement bulbaire, il n'y a pas d'opération chirurgicale qui offre autant de difficultés.

Donc, au point de vue des théories émises plus haut, et au point de vue des conséquences de l'opération, et quelquefois du manuel opératoire, l'uréthrotomie externe ne vaut pas l'uréthrotomie interne.

Arrivons à la divulsion : je vous ai exposé combien il était peu rationnel d'introduire une lame courante dans l'urèthre et de couper sans guide ; avec la divulsion, il en est de même : on ne sait ce que l'on fait ; il est impossible d'avoir, avec le divulseur, une plaie nette et franche qui donnera une cicatrice souple; on déchire quelquefois le tissu sain au lieu du rétrécissement (le premier cédant facilement à la pression), et les extrémités de la plaie s'étendent souvent aussi sur une longueur disproportionnée avec celle du rétrécissement. Le canal serait en caoutchouc, qu'on n'agirait pas autrement; nous sommes loin du temps où la Faculté de médecine de Paris déclarait Turquet de Mayerne indigne d'exercer l'art de guérir, parce que ce chirurgien avait fait sur Henri IV la ponction d'un rétrécissement; maintenant, on ose tout sur le canal, rien n'est exagéré comme opération; aussi, je me range complètement à l'avis de M. Laudi, chirurgien italien, quand il dit : « La divulsion est un procédé qui fait de la lacération de l'urèthre presque un triomphe de l'art, qui assimile à une force et à une puissance brutales une des plus délicates opérations chirurgicales, et qui dans certains cas prépare des récidives plus graves que la maladie primitive. »

Quant à la cautérisation, elle est avec raison complètement abandonnée.

Je reviendrai d'une façon plus complète sur ce sujet en m'occupant spécialement de chacune de ces opérations, mais je tenais à établir ici, qu'en s'appuyant sur le raisonnement, sur le mode d'action, sur l'anatomie pathologique, l'uréthrotomie interne d'arrière en avant est encore dans la généralité des cas la meilleure méthode de traitement; je dis dans la généralité des cas, car nous verrons par la suite que certains rétrécissements exigent l'uréthrotomie externe, malgré les réels inconvénients de cette opération.

Comment se fait-il que beaucoup de chirurgiens préfèrent d'autres méthodes que l'uréthrotomie interne? C'est que très souvent ils n'ont eu, en faisant l'opération, qu'un seul but, donner immédiatement passage à l'urine; quant à la récidive à craindre, quant aux suites de l'opération, ils ne s'en sont pas toujours préoccupés. Cependant dans le résultat d'une opération quelconque sur un rétrécissement ce n'est jamais la guérison, c'est une récidive à la plus longue échéance possible qu'il faut rechercher.

Ce point (la récidive) est difficile à traiter; vous le comprendrez aisément, d'abord parce que la diversité des cas qui nécessitent l'opération est assez considérable; par exemple, on peut être obligé de faire l'uréthrotomie quoique le rétrécissement soit léger; dans cette circonstance la guérison relative s'obtient facilement et la récidive se présentera très tardivement : d'un autre côté, on peut porter au compte des résultats négatifs de l'uréthrotomie interne des cas où aucune autre méthode de traitement n'aurait réussi; c'est ce que M. le professeur Tillaux a d'ailleurs parfaitement démontré dans sa thèse pour l'agrégation. Ensuite, il faut considérer l'état de l'urine; Metzel a établi que l'urine acide exerce une action très importante sur les tissus animaux; il s'est assuré que si l'urine acide est inoffensive quand elle s'infiltre dans les tissus animaux à l'état normal, elle amène de graves accidents si elle est en contact avec des tissus lacérés et contusionnés au préalable. Enfin, ce qui rend encore l'étude de la récidive plus difficile, c'est qu'elle ne peut se baser que sur des observations ; or, les observations publiées sont généralement des observations nosocomiales, dans lesquelles le malade sort de l'hôpital aussitôt qu'il peut marcher, et il est souvent impossible, soit de le retrouver, soit de lui faire continuer la dilatation.

Quelques exemples prouveront ce que j'avance : M. Martinet, dans une excellente thèse, a rapporté 23 observations ; on n'y trouve de résultats que pour une période de deux années ; 3 malades seulement ont pu être examinés trois ans après l'opération ; chez le premier le canal, au bout de ce temps, ne laissait plus passer que le n° 8 ; chez le deuxième le n° 9 et chez le troisième le n° 19. Tous ces malades ont été opérés avec l'instrument à lame courante. Sur 13 opérations avec le même instrument rapportées par M. Perrin, 4 malades perdus de vue ; sur les 9 autres, une récidive immédiate, une récidive au bout d'un an, 7 récidives dans une moyenne de trois ans. M. Gaujot sur 11 observations donne 2 morts et 9 guérisons, mais seulement pour un mois ; toujours avec le même instrument.

Quant à la récidive après l'uréthrotomie avec l'uréthrotome à olive, je ne puis donner qu'une statistique personnelle : avec 322 uréthrotomies pratiquées par Caudmont et moi depuis 1869, la moyenne a été de 5 ans pour celles qui ont pu être suivies pendant un temps suffisant ; je citerai entre autres les faits suivants : Caudmont a opéré en 1870 un malade qui avait été uréthrotomisé par lui en 1860, et qui n'avait pris aucun soin après l'opération ; j'ai opéré cette année trois malades dont la moyenne de récidive est de 12 ans, — un uréthrotomisé une première fois par Caudmont, il y a 18 ans ; deux opérés aussi par lui, il y a 8 ans et 10 ans.

Enfin, M. Martinet cite dans sa thèse un malade qui, opéré par Civiale en 1851, n'a été uréthrotomisé de nouveau par M. Guyon qu'en 1874; quoique ce malade ne se soit jamais sondé depuis la première opération, les accidents de dysurie n'ont paru qu'en 1871.

La conclusion par rapport à la récidive suivant l'instrument employé est donc difficile a établir; comme vous le voyez, bien des circonstances indépendantes de l'opération en elle même viennent modifier la statistique. Il en est de même si l'on s'appuie sur l'époque de la récidive pour juger une méthode de traitement des rétrécissements. Cependant, pour ma part, je suis convaicu que les récidives sont bien plus fréquentes avec l'uréthrotomie externe et la divulsion qu'avec l'uréthrotomie interne ; je me base pour émettre cette opinion, non-seulement sur les principes développés sur l'action de l'uréthrotomie, mais aussi sur ce que j'ai lu et sur les observations fournies par la pratique journalière : d'ailleurs, Messieurs, le meilleur moyen de vous faire une opinion personnelle sur la faculté d'éloigner la récidive le plus possible, c'est de bien étudier le mode d'action de l'uréthrotomie, le manuel opératoire le plus favorable et enfin les cas qui se présentent à votre observation.

Comment doit-on exécuter l'uréthrotomie? Je ne vous décrirai pas ici la forme de l'instrument à lame courante, ni la manière de l'employer; vous trouverez ces descriptions aussi complètes que possible dans les ouvrages de chirurgie et dans les traités spéciaux; de même pour l'instrument de Civiale modifié par Caudmont. Cependant, j'insisterai sur le manuel opératoire de ce dernier uréthrotome, car il est peu connu de la génération médicale actuelle qui le voit rarement employé dans les services hospitaliers.

Vous êtes en présence d'un rétrécissement qui doit être incisé avec l'uréthrotome à olive, comment opérerez vous? Plusieurs cas peuvent se présenter :

1° Le rétrécissement laisse passer l'olive la plus petite ou une olive plus grosse; vous faites alors de suite l'opération comme je vais vous l'indiquer.

2° Le rétrécissement ne laisse pas passer l'olive du plus petit diamètre, mais admet un certain degré de dilatation; il faut vous efforcer d'atteindre une ouverture convenable au moyen, soit de sondes à demeure, soit par la dilatation temporaire, en suivant strictement les principes indiqués quand nous nous sommes occupés de cette méthode de traitement.

3° Enfin, le rétrécissement n'admet ni l'olive du plus petit diamètre, ni aucune dilatation préparatoire. Que faut-il faire? Je vous ai déjà dit que ces cas étaient très rares : — à moins qu'il n'y ait rétention d'urine exigeant une opération immédiate, vous finirez toujours par arriver à une dilatation suffisante en insistant sur les antiphlogistiques et employant les bougies avec douceur. Depuis 4 ans que j'évite de me servir de l'uréthrotome à lame courante pour m'ouvrir un passage, je n'ai trouvé que deux cas absolument réfractaires ; j'ai employé alors un instrument qui écarte légèrement les parois du canal, instrument que j'ai emprunté à l'arsenal d'oculistique

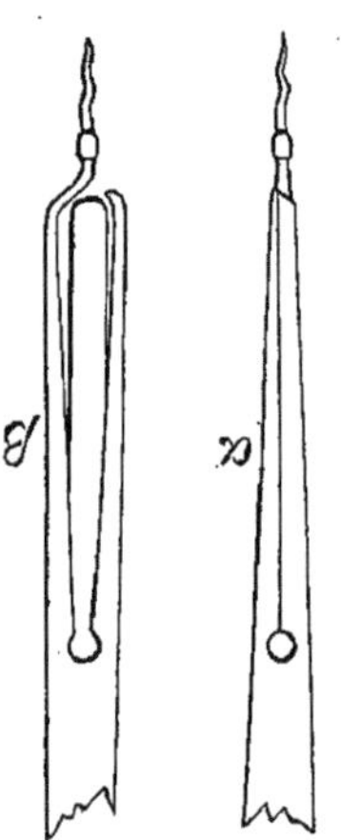

FIG. 6. — Instrument dilatateur.

Le bec de l'instrument est divisé en deux feuillets s'écartant l'un de l'autre au moyen d'une petite olive poussée par un mandrin : une des branches se termine par un pas de vis permettant d'adapter une bougie conductrice; je fais avec cet instrument une espèce de divulsion, mais très faible, c'est plutôt une dilatation forcée n'ayant qu'une étendue très limitée.

L'opération de l'uréthrotomie interne, avec l'instrument de Caudmont, demande à être décrite avec quelques détails. D'abord, il est nécessaire de faire subir au malade un traitement préparatoire : bains de siège tièdes, pendant 7 à 8 jours, matin et soir, de trois quarts d'heure de durée ; cataplasmes tièdes de farine de graine de lin entre les jambes ; tisanes délayantes, queues de cerise, goudron ; balsamiques à l'intérieur. La veille de l'opération et aussi le matin même un lavement entier pour débarrasser l'intestin, puis un quart de lavement d'eau de guimauve et de pavot, additionnée de quelques gouttes de laudanum de Sydenham, pour diminuer l'état spasmodique du canal. L'opération sera toujours, autant que possible, faite le matin afin de pouvoir revoir le malade dans la journée.

Si les aides sont utiles, ils ne sont cependant pas absolument indispensables.

Une bougie introduite la veille de l'opération vous indique le diamètre de l'olive à employer ; bien entendu que s'il y a plusieurs rétrécissements, vous devez prendre l'olive qui les traverse tous sans exception.

Au moment de l'opération le malade est étendu sur un lit, les membres inférieurs écartés, et reposant sur les mollets, la tête peu élevée, les mains croisées sur la poitrine ; il est inutile d'avoir recours au chloroforme; même dans les cas les plus graves, les douleurs que l'on évite au malade ne compensent pas les ennuis consécutifs à l'administration du narcotique, entre autres les vomissements qui peuvent faire sortir du canal la sonde que l'on y met après l'incision, etc.

Vous avez sur une table votre uréthrotome bien huilé, une sonde n° 20 ou 21, à bout rond, un fosset, une cuvette et un mandrin. Vous vous placez à droite du malade, puis prenant l'uréthrotome de la main droite vous pratiquez le cathétérisme comme je vous l'ai indiqué dans la leçon sur le cathétérisme avec un instrument rigide droit.

L'uréthrotome doit être enfoncé jusqu'à ce qu'il soit arrivé dans la portion musculeuse ; vous ne devez jamais le ramener pour commencer l'opération avant de vous être bien assuré que l'olive a pénétré dans cette portion du canal ; c'est un point capital : en voici la raison. Si vous n'avez pas ce point de repère, rien ne prouve que vous avez coupé le dernier rétrécissement organique ; mais ce dernier rétrécissement oublié, c'est la première écluse que rencontre l'urine : de sorte qu'arrêté par elle, le liquide ne coulera plus qu'en bavant et séjournera dans les plaies des autres rétrécissements coupés ; vous voyez de suite les conséquences. Il est évident qu'un autre moyen peut nous indiquer que tous les rétrécissements n'ont pas été incisés, c'est l'introduction consécutive à l'opération d'une sonde de gros calibre : mais ce n'est pas une pierre de touche aussi sûre que celle que je vous indique ; en effet, un canal qui est rétréci depuis longtemps est atteint de contracture du col, de sorte que prenant pour un arrêt de nature nerveuse ce qui n'est autre qu'un rétrécissement, vous poussez de confiance et vous faites une fausse route. S'assurer que l'olive est bien arrivée dans la portion musculeuse est donc d'une obligation absolue.

Ce point de repère obtenu, vous tirez fortement la verge avec la main gauche, dans la direction verticale, et ramenez doucement l'instrument de bas en haut, avec la main droite, jusqu'à sensation d'un obstacle qui arrête l'olive. Cette sensation, qui vous indique que vous êtes derrière le premier rétrécissement, bien reconnue, vous armez votre instrument en poussant le bouton de haut en bas : vous faites ainsi sortir la lame de la quantité voulue en ayant soin que le tranchant de cette lame regarde toujours la partie inférieure du canal.

Tenant bien l'instrument armé avec la main droite comme une plume à écrire, verticalement, le coude droit collé au corps, la verge bien tendue, vous tirez l'uréthrotome de bas en haut : vous éprouvez d'abord de la résistance ; puis, la section faite, vous sentez l'instrument libre. Si vous savez par les explorations antérieures qu'il n'y a qu'un rétrécissement, vous désarmez l'instrument en remontant le bouton et vous le retirez ; s'il y a plusieurs coarctations situées à plus d'un centimètre l'une de l'autre, vous désarmez votre instrument après la section d'un rétrécissement pour l'armer de nouveau quand l'olive rencontre un obstacle. Vous armez et ainsi de suite ; l'uréthrotome est retiré désarmé s'il n'y a pas de rétrécissement du méat. Dans le cas de coarctations à moins d'un centimètre de distance entre elles, il vaut mieux ne pas cacher la lame.

Revenons sur quelques points du manuel opératoire : je vous ai dit que la lame devait couper le rétrécissement à la paroi inférieure du canal et toujours en cette partie ; voici pourquoi : reportons nous encore aux propositions indiquées au commencement de la leçon : plus il y aura de tissu spongieux au-dessous de la cicatrice, plus la récidive sera éloignée ; or, la paroi inférieure du canal étant l'endroit où il y a naturellement le plus de tissu spongieux, nous avons plus de chance en faisant l'incision sur cette paroi d'avoir un coussinet spongieux ; bien entendu quand il s'agit de rétrécissements bulbaires qui sont d'ailleurs les plus nombreux. Une autre raison, qui a été déjà souvent reproduite, c'est que l'on a moins de chance d'ouvrir une voie à l'infection purulente, ce qui peut arriver en faisant une incision d'une profondeur nécessaire à la paroi supérieure.

Dans le cas où l'on est obligé de faire l'uréthrotomie quoique le rétrécissement ne soit pas circulaire, quelques chirurgiens ont conseillé de pratiquer l'incision sur le tissu sain ; évidemment au point de vue de notre théorie, ce serait excellent puisque nous sommes sûrs, dans ce cas, de trouver un coussinet spongieux ; mais il est plus avantageux de couper le tissu fibreux, car la rétractilité en sens inverse de la rétraction inhérente au rétrécissement est plus grande dans ce cas, et par conséquent la largeur du canal obtenue par l'incision beaucoup plus considérable.

Un deuxième point sur lequel je désire attirer votre attention, c'est la manière de vous placer et de tenir l'instrument au moment de la section; il ne faut pas se dissimuler que cette section exige quelquefois une force assez grande d'arrière en avant ; or, si rien ne vient limiter le mouvement de votre main dans cette direction, vous êtes exposé à ce que la lame, après avoir traversé le rétrécissement, coupe encore du tissu sain dans sa course non interrompue ; les meilleurs moyens de limiter l'incision au point voulu, c'est d'abord de tirer l'instrument bien verticalement, avec une pression lente, énergique et continue; puis d'avoir le bras droit faisant pour ainsi dire partie du thorax, exactement collé au corps : dans cette position, l'avant-bras et la main agissent seuls; en employant ce procédé, il ne m'est jamais arrivé de dépasser le rétrécissement de plus d'un ou deux millimètres, ainsi qu'il a été facile de m'en assurer par des expériences sur des chiens.

Enfin, une autre recommandation très importante, c'est que la verge soit bien tendue afin d'éviter que la muqueuse saine, froncée par le passage de l'olive ne soit coupée avec le rétrécissement. L'opération faite dans ces conditions et en suivant ce manuel n'occasionnera que rarement des hémorrhagies et des suites déplorables; je n'ai jamais eu jusqu'à présent d'accidents avec l'uréthrotomie pratiquée de cette manière.

Que faut-il faire après l'incision ? doit-on mettre une sonde à demeure ? doit-on au contraire rejeter la sonde ? faut-il au lieu de la sonde à demeure, sonder le malade quand il en a besoin ? enfin si l'on se décide à mettre une sonde à demeure dans le canal, combien la laissera-t-on de temps ? Autant de questions, Messieurs, qui sont étudiées et discutées depuis longtemps et qui n'ont encore actuellement pour solution que la volonté des opérateurs : des chirurgiens rejettent complètement l'algalie, la regardant comme inutile et annoncent autant de succès en laissant le canal libre que s'ils avaient introduit l'instrument évacuateur ; d'autres sont tellement convaincus de la nécessité de la sonde à demeure qu'ils regardent comme un crime chirurgical l'omission de cette partie du manuel. Raisonnons pour obtenir une solution de ce problème, comme nous l'avons toujours fait jusqu'à présent, c'est-à-dire en nous reportant aux principes posés au début de ces leçons : la pellicule de la cicatrice n'étant bien constituée qu'au bout de 48 heures, ainsi que l'établissent les autopsies, il est tout naturel de protéger la plaie le plus possible du contact de l'urine pendant le temps où cette plaie est pour ainsi dire sans défense; je suis donc de ceux qui mettent, quand le malade peut la supporter, une sonde à demeure après l'opération et qui la laissent quarante-huit heures : je viens de vous dire, quand le malade peut la supporter ; en effet, il y a des cas où il ne faut pas songer à laisser l'instrument dans le canal ; ce dernier n'en veut à aucun prix. Doit-on dans ces circonstances sonder les malades à chaque envie d'uriner? Pour ma part, je préfère laisser les opérés complètement tranquilles ; le passage répété de la sonde peut enflammer la plaie et nous donner plus tard une cicatrice dure ; je me contente de délayer les urines par des boissons prises en quantité suffisante et surtout j'administre le sulfate de quinine qui est, malgré des opinions contraires, un excellent médicament pour maîtriser les accès fébriles consécutifs aux opérations sur les voies urinaires.

La sonde laissée à demeure doit-elle être débouchée ou bouchée? Je crois qu'il vaut mieux la tenir débouchée ; une sonde bouchée permet à la vessie de se remplir, par conséquent l'urine peut se frayer un chemin entre les parois du canal et la sonde et amener les inconvénients qui ont toujours empêché les sondes à demeure d'être utiles dans le traitement des fistules urinaires.

Quel calibre doit-on donner à cette sonde? Les chirurgiens qui font des incisions petites emploient naturellement des instruments de petit calibre ; car ils ont peur de déchirer les angles de la plaie en introduisant une sonde d'un fort numéro, — ce n'est pas notre cas : en effet, l'incision nous permet toujours le passage d'un n° 20 ou 21 sans lésion consécutive ; ce gros calibre donne les avantages suivants : léger aide à l'élargissement de la plaie, par la tension des tissus ; écoulement plus rapide des urines purulentes, pression sur les parois du canal évitant les hémorrhagies consécutives.

L'opération terminée, la sonde fixée à demeure et débouchée, on entoure la verge d'un linge mouillé et le malade reste au lit de deux à huit jours. On fait prendre de suite un gramme de sulfate de quinine en deux fois à une demi-heure d'intervalle, chaque dose suivie d'une tasse de tilleul ou de bourrache.

Après quarante-huit heures de séjour dans le canal, la sonde est enlevée ; l'opéré est abandonné à lui-même pendant quinze jours à trois semaines, — ce temps est nécessaire pour que la cicatrice s'établisse dans de bonnes conditions ; passer des sondes pendant cette période, c'est vous exposer à enflammer cette cicatrice et à faire subir à votre malade toutes les conséquences de cette inflammation.

On a beaucoup parlé des accidents consécutifs à l'uréthrotomie, mais la plupart des chirurgiens actuels regardent cette opération comme très bénigne : je partage entièrement cette manière de voir. Cependant ces accidents pouvant se rencontrer, il est nécessaire de s'y arrêter un instant : l'uréthrotomie interne, quel que soit d'ailleurs l'instrument employé, peut être suivie d'accidents de différentes sortes mais susceptibles d'être ramenés à trois principaux : la fièvre, l'hémorrhagie, les abcès urineux.

La fièvre existe généralement, mais très légère,

quelquefois accompagnée de frissons ; on la constate le soir ou le lendemain de l'opération : j'ajouterai que cet état fébrile est plutôt dû à l'idiosyncrasie du malade qu'à l'opération elle-même. Dernièrement j'ai uréthrotomisé un malade dont le rétrécissement était tellement fibreux et long, qu'il a fallu couper le canal profondément et dans l'étendue de 6 centimètres ; l'opération n'a été suivie d'aucun symptôme fébrile et l'opéré reprenait ses occupations après un repos de trois jours. La pratique de M. le professeur Guyon développée par les thèses de ses élèves, est venue encore élargir le cadre des cas où l'on peut faire l'incision uréthrale en montrant que non seulement on peut employer l'uréthrotomie sans amener de fièvre consécutive à l'opération, mais encore malgré la fièvre préexistante. On a de même constaté la diminution de la fièvre après l'incision. J'ai vu aussi des accès de fièvre urémique céder après l'uréthrotomie.

L'hémorrhagie a été pour beaucoup de chirurgiens la cause déterminante du rejet de l'opération; cependant elle est très rare. On devait redouter cet accident quand on faisait des incisions avec l'instrument de Reybard; actuellement il n'en est plus de même. Pour vous rendre maître de cette hémorrhagie, des moyens très simples suffisent ordinairement. D'abord le traitement général commun à toutes les pertes de sang et comme traitement local, entourer la verge avec un linge mouillé qui fera compression des téguments sur la sonde.

Quant aux abcès urineux, ils sont aussi très rares; quelquefois le lendemain ou le surlendemain de l'opération vous sentez une petite tumeur sur l'urèthre ; elle devient fluctuante et il s'en écoule après l'ouverture un peu de pus et d'urine. Il faut aussitôt employer le traitement des fistules uréthrales, c'est-à-dire faire en sorte que le malade n'urine qu'avec une sonde, afin d'éviter tout contact du liquide avec la plaie.

Vous voyez, Messieurs, combien je considère les accidents de l'uréthrotomie interne comme peu graves, du moins ceux qui dépendent de l'opération elle-même ; nous sommes loin de ce tableau lamentable tracé par d'autres chirurgiens et surtout par les auteurs d'il y a une vingtaine d'années ; mais si je glisse légèrement sur ces accidents consécutifs à l'opération, c'est que je suppose cette dernière bien faite, et surtout c'est que je suppose l'opérateur parfaitement renseigné sur l'état des reins ; tout dépend de cet état. Les reins malades, l'uréthrotomie devient alors une opération dangereuse au même titre que le simple cathétérisme ; aussi n'entreprendrez-vous jamais de faire l'incision de l'urèthre, de même que le cathétérisme, sans avoir examiné au préalable, chimiquement et au microscope, le liquide urinaire ; et cela avec d'autant plus de nécessité qu'un individu chez lequel l'incision uréthrale est urgente a généralement son rétrécissement depuis longtemps et par conséquent les reins malades ou tout au moins se congestionnant facilement. L'albumine, les dépôts purulents, la présence dans le champ du microscope de tūbes rénaux altérés doivent vous commander la plus grande circonspection dans l'emploi de l'instrument tranchant ; améliorez le plus possible cet état morbide avant d'opérer et ayez toujours à l'esprit, ce que je vous répéterai souvent, c'est que les malades meurent surtout d'une affection rénale, dans les maladies des voies urinaires.

Voici votre malade, quinze jours à trois semaines après l'opération, remis sur pied, mangeant mieux. trottant, vaquant à ses occupations, allez-vous le laisser sans autre traitement, et, confiants dans ce bien-être apparent, ne plus vous occuper de lui ? Certainement non. Rester les bras croisés, c'est perdre volontairement les bénéfices de l'opération, c'est laisser la récidive arriver à grands pas, cette récidive inévitable, suspendue comme l'épée de Damoclès, non pas sur la tête de votre malade, mais sur une partie de son corps qui est pour lui presque aussi importante : car avec un nouveau resserrement du canal se représentent, les envies fréquentes d'uriner, les douleurs en urinant, la cystite et la fièvre urémique ; il faut donc que ce resserrement arrive à la plus longue échéance possible. Que faire ? La dilatation temporaire. Déjà la dureté antérieure du rétrécissement, la difficulté du passage de la sonde avant l'opération, la résistance du tissu fibreux à la section vous ont donné la mesure dans laquelle vous pouvez compter sur cette dilatation consécutive pour maintenir les bénéfices de l'opération.

Cette dilatation se fera, au début, avec des bougies en cire et en commençant par le n° 14 ou 15 et en continuant progressivement jusqu'au n° 21 ; on peut même à partir du n° 18 remplacer avantageusement les bougies en cire par les bougies Béniqué.

Ces dernières ne trouvent pas un emploi mieux indiqué que dans cette circonstance ; leur résistance métallique et leur calibre à progression lente et insensible sont très utiles contre un rétrécissement récemment coupé. Vous passez trois au plus de ces bougies par séance et vous emploierez alors avec succès une méthode que M. le professeur Tillaux a appelée *dilatation extemporanée progressive*, sans adopter cependant le précepte d'introduire des bougies, dans une même séance, non pas en nombre limité, mais jusqu'à ce que le *canal n'en veuille plus*. Il ne faut pas oublier que le passage répété de plusieurs sondes dans l'espace de quelques minutes amène une induration du canal, qui passagère d'abord, devient plus tard un véritable rétrécissement; donc trois bougies par séance, cela est suffisant, en ayant soin de commencer toujours par passer le dernier numéro de la séance précédente.

D'ailleurs je ne saurais mieux faire pour vous guider dans le traitement consécutif à l'incision, que de le résumer ainsi :

1° Faire la dilatation avec beaucoup de lenteur.

2° Ne laisser séjourner les instruments dans le canal qu'un temps limité. Quelques chirurgiens recommandent de maintenir la sonde dans l'urèthre une heure, deux heures, une demi-journée ; il me parait difficile de poser des règles précises sur ce sujet : tel canal devra conserver la sonde une demi-heure, tel autre quelques minutes, un troisième le temps de l'introduire et de la retirer ; c'est à vous de juger cette question par le résultat acquis ; mais en règle générale, je crois qu'un séjour peu prolongé est préférable.

3° Introduire un certain nombre de fois le ou les mêmes numéros et constater la facilité de l'introduction, avant d'augmenter le calibre des instruments.

4° Adopter une filière à graduation insensible en commençant par un numéro faible.

5° Adopter de préférence le cathéter en étain et aussitôt que le calibre le permettra.

6° Après chaque séance, généralement bain de siège.

7° Rapprocher ou éloigner les séances suivant la facilité de dilatation et la manière dont le canal supporte cette dilatation.

8° Enfin terminer le traitement en espaçant les séances d'abord un mois, puis deux ou trois, si le canal se maintient dilaté. Cependant ne pas rester plus de trois mois sans faire une nouvelle exploration ;

si l'on s'aperçoit que la cicatrice tend à se rétracter, revenir à la dilatation temporaire pendant quelques jours : ce n'est qu'au prix de ces soins minutieux, de ces passages de sondes à distance plus ou moins éloignée, que l'on obtient le maintien d'un calibre satisfaisant pour le canal.

Mais il arrive souvent que le malade, après l'opération, débarrassé de toute douleur, de toute difficulté pour uriner, ne réclame plus vos soins ; le canal se resserre de nouveau, les accidents reviennent et quand vous revoyez l'opéré, vous constatez que lerétrécissement ne cède plus à la dilatation et exige de nouveau l'incision interne ; cet état peut malheureusement se produire, malgré les soins les plus assidus. La récidive se présente à une époque très variable, et sur son apparition, comme j'ai essayé de vous le démontrer, la nature de la cicatrice exerce une grande influence.

Comment reconnaître ce moment d'une nouvelle opération ? L'introduction de la bougie nous l'indique ; quand l'instrument ne pénètre qu'en forçant et en faisant souffrir le malade, qu'il reste fortement serré à L'intérieur du rétrécissement, il faut quitter la dilatation. Il est d'ailleurs un point digne de remarque, c'est que lorsque la rétraction de la cicatrice est arrivée à son maximum, la résistance acquise par le rétrécissement à la dilatation est à un degré plus avancé qu'avant l'uréthrotomie. Toutes les fois que l'on pratique l'incision intra-uréthrale, on doit être bien convaincu de ce fait, c'est que, en cas de récidive, le rétrécissement à opérer sera plus dur, plus résistant: en un mot, toute coarctation incisée ne pourra plus être traitée que par l'incision soit interne, soit externe. La conclusion logique de cet aphorisme, c'est qu'il ne faut récourir à une première uréthrotomie que quand il vous est bien démontré que la dilatation est impossible.

QUATRIÈME LEÇON.

Des divers cas où il est nécessaire d'employer l'uréthrotomie interne au lieu de la dilatation.

Messieurs,

Nous avons constaté l'existence de deux classes bien distinctes de rétrécissements organiques : les uns se prêtant à la dilatation, les autres y étant réfractaires. Vous vous rappelez que j'ai beaucoup insisté, dans mes leçons sur le traitement des rétrécissements par la dilatation, sur cette division qui domine la thérapeutique des rétrécissements organiques, et c'est parce qu'on n'en apprécie pas bien l'importance, qu'apparaissent si souvent le doute et la confusion lorsqu'il s'agit de choisir une méthode de traitement et d'en juger la valeur.

L'entrée de la bougie permet de se rendre compte, dans chaque cas particulier, du degré d'extensibilité dont jouit le tissu constituant le rétrécissement organique. Si l'instrument pénètre aisément, sans déterminer de douleur, sans faire couler le sang ; s'il est possible d'en augmenter rapidement le calibre, évidemment le tissu du rétrécissement organique est susceptible d'une certaine distension, et la maladie doit être traitée par la méthode de la dilatation. S'il en est autrement, si la bougie ne passe qu'en forçant beaucoup et en provoquant une vive douleur ; si l'on ne gagne pas de terrain, malgré l'introduction plusieurs fois répétée de l'instrument de même calibre, c'est que le tissu de ce rétrécissement n'est capable d'aucune distension, et alors il faut changer la méthode de traitement qui reposait sur cette propriété de tissu.

J'ai cherché à bien établir la supériorité que l'on doit accorder à la dilatation sur toute autre méthode toutes les fois que le cas permet de mettre en parallèle les différents modes opératoires. Cependant, il existe un genre de rétrécissement qui a été décrit par Caudmont et que l'on peut quelquefois inciser avec avantage, quoique par lui-même il soit toujours très dilatable. Cet éminent praticien a donné à ce genre d'obstacle le nom de *rétrécissement par rétraction de l'anneau fibreux du bulbe*. Là où le corps spongieux se termine, au voisinage du ligament de Carcassonne, la membrane fibreuse d'enveloppe, à l'état normal, vient former, sur la muqueuse uréthrale, un relief en général facile à sentir avec le bec d'une sonde, au niveau de la paroi postérieure du canal ; sous l'influence de l'inflammation développée dans les parties voisines, cet anneau se rétracte, soulève la paroi inférieure de l'urèthre en haut et en avant, et en même temps exerce une constriction considérable sur le contour du conduit urinaire.

Ce qui caractérise ce genre de coarctation, c'est que très souvent le tissu spongieux proprement dit est resté parfaitement sain dans sa portion contiguë à l'anneau fibreux rétracté et qu'ainsi les parois du canal ont conservé, immédiatement au-devant de l'obstacle, une souplesse et une dilatabilité qui gênent énormément l'introduction des instruments, d'autant plus que la lumière de l'urèthre est fortement déviée en haut, en même temps qu'elle est rétrécie à un degré considérable.

Je n'ai pas été assez heureux pour rencontrer moi-même cette disposition morbide sur le cadavre, mais je me rappelle avoir lu le récit de la présentation, à la Société anatomique, d'une pièce qui provenait d'un homme ayant été affecté d'un état maladif de l'urèthre présentant tous les signes d'un rétrécissement organique, et sur lequel on ne constatait rien autre chose qu'un relief dur situé au niveau de la terminaison du bulbe et caché sous les parois du canal, qui étaient saines et mobiles sur lui : on ne pouvait le sentir qu'en promenant l'ongle, dans le sens longitudinal, à la surface de la muqueuse ; l'urèthre avait été ouvert par sa partie supérieure : selon moi, c'était un cas de rétraction de l'anneau fibreux du bulbe. A l'exemple de Caudmont, j'ai constaté assez souvent, sur le vivant, la disposition morbide dont je viens d'indiquer les caractères, et j'y retrouve d'une manière tellement précise l'exagération de ce qu'il est permis de constater à l'état normal au niveau de la terminaison du bulbe, que je n'hésite pas à en faire, comme lui, un genre particulier de rétrécissement et à admettre qu'il est constitué par la rétraction de l'anneau fibreux qui existe en cet endroit. Ce genre de coarctation se dilate rapidement et avec une grande facilité, et la dilatation se maintient longtemps.

Je pourrais citer ici un certain nombre d'observations qui prouveraient ces allégations ; mais cela nous ferait perdre de vue l'objet principal de la leçon.

Cependant, comme je viens de vous l'exposer, si dans ce cas la dilatation réussit bien, il faut dire que son application présente souvent de grandes difficultés : les bougies buttent dans la cavité du bulbe et ne s'insinuent à travers le point rétracté qu'après des tâtonnements qui font saigner et fatiguent le canal. On est obligé de placer les algalies à demeure pendant un certain temps, avant d'obtenir la disparition des obstacles au cathétérisme journalier.

Trois fois, au lieu de pratiquer la dilatation permanente, j'ai incisé l'éperon saillant en haut et en arrière de la cavité du bulbe et chaque fois j'ai obtenu un résultat très heureux, sans accident. Comme les trois faits se ressemblent je n'en citerai qu'un seul.

M. le docteur Lanquetin m'adressa un employé de chemin de fer pour être traité d'un rétrécissement suite de blennorrhagies. Le cathétérisme était délicat et il y avait de grandes difficultés pour uriner : j'introduisis une bougie exploratrice. Le canal était libre jusqu'à la fin du bulbe, là, je rencontrai une résistance qui ne laissa passer ni la bougie exploratrice, ni une bougie fine en cire; je ne pus passer qu'avec une bougie tortillée. Les jours suivants, mêmes difficultés, aucun progrès et quelquefois des gouttes de sang; cependant à force de précautions, de douceur et de bains, je finis par pouvoir introduire une bougie exploratrice n° 7, filière Charrière, et en la retirant je sentis une bride immédiatement en sortant de la portion musculeuse; je fis l'uréthrotomie et tout se passa convenablement.

Malgré cette application favorable de l'uréthrotomie à un cas particulier, je n'en admets pas moins, de la manière la plus formelle, qu'il ne faut jamais inciser un rétrécissement qui peut être guéri par la dilatation; parce que jamais l'uréthrotomie ne pourra donner un aussi beau résultat que cette dernière méthode. Mais malheureusement il n'est pas toujours possible d'appliquer la dilatation, et alors l'uréthrotomie interne est, en général, la seule opération qu'on doive choisir; je sais bien qu'un certain nombre de chirurgiens professent qu'il est possible de guérir dans tous les cas les rétrécissements du conduit urinaire par divers procédés de dilatation. Ce n'est vrai que dans une certaine limite; et sans parler de ces rétrécissements infranchissables, qui sont très rares et qui le deviendront de plus en plus, à mesure qu'on apportera plus de soin et de patience dans la manœuvre du cathétérisme, il existe incontestablement des coarctations qui se prêtent peu à l'action de la dilatation et qui font le désespoir des malades et des chirurgiens par la rapidité avec laquelle elles se reproduisent et par les troubles importants qu'elles entretiennent. Les patients sont pour ainsi dire obligés de subir l'introduction de la sonde ou de la bougie d'une manière perpétuelle ; et encore souvent, malgré ces soins, l'urèthre revient à un calibre très exigu, qu'il n'est pas possible de modifier. J'ai rencontré des malades qui depuis de longues années luttaient contre leurs rétrécissements par un cathétérisme presque journalier, et qui en étaient arrivés à ne pouvoir passer que des bougies filiformes. Je connais un médecin très intelligent, très exercé dans la médecine opératoire, qui soigne lui-même un rétrécissement uréthral dont il est atteint et qui, malgré des cathétérismes répétés presque sans interruptions depuis plusieurs années, ne réussit encore à introduire que des instruments d'un petit calibre.

La dilatation peut donc être inefficace ou moins avantageuse qu'une autre méthode de traitement : les cas dans lesquels il convient d'y renoncer et de donner la préférence à l'uréthrotomie interne dépendant de causes très différentes les unes des autres, je vais énumérer les principales.

1° La dilatation réussit très bien jusqu'à un certain numéro, puis on est obligé de cesser, l'introduction de la bougie est devenue intolérable ; il faut interrompre le traitement et on perd ainsi le bénéfice obtenu ; cette complication se présente surtout avec les rétrécissements péniens : elle se rencontre assez fréquemment et vous devez alors terminer le traitement par l'uréthrotomie interne d'arrière en avant; c'est le seul moyen d'assurer une guérison soutenue. C'est aussi dans ces conditions que j'ai pratiqué le plus souvent l'incision intra-uréthrale, et je pourrais vous relater un grand nombre d'observations : une seule suffira.

M. X..., étudiant en médecine, âgé de 23 ans, me fut envoyé par le docteur Piogey pour être traité d'un écoulement qui durait depuis plus d'un an. Je constatai qu'il était entretenu par un rétrécissement, situé en avant de l'angle péno-scrotal, ayant à peu près 1 centimètre d'étendue et admettant à frottement une bougie n° 11. J'entrepris la dilatation par l'introduction journalière de bougies en cire, engageant dix à douze fois chaque numéro avant d'entreprendre un numéro supérieur. Comme beaucoup de jeunes gens le malade fut très inexact et mit plusieurs fois des interruptions de trois et quatre mois ; je recommençai chaque fois la dilatation, descendant de plusieurs numéros par rapport au diamètre auquel nous étions arrivés, quand avait eu lieu l'interruption, afin de ne pas surdistendre le rétrécissement et attendant toujours pour augmenter le calibre de la bougie que le numéro inférieur entrât très librement. La dilatation marcha cependant régulièrement jusqu'à ce qu'on arrivât au diamètre de 6 millimètres : mais à ce moment une nouvelle bougie pénétra en faisant souffrir. Je ne la réintroduisis qu'après avoir laissé reposer le malade pendant quelques jours : à la reprise les sensations douloureuses furent aussi vives. Je donnai un nouveau repos; les choses se passèrent encore de même. Il n'y avait plus à hésiter, il fallait abandonner la dilatation. Après un intervalle de quelques jours, pour permettre aux symptômes de la réaction de se calmer, j'incisai le rétrécissement d'arrière en avant, avec l'uréthrotome à olive. Je pus immédiatement faire pénétrer un cathéter en étain de 8^{mm} de diamètre ; quand je repris la dilatation, elle s'accomplit désormais sans interruption et atteignit une limite satisfaisante. Il est certain que, dans cette observation, il n'eût pas été possible de donner au canal un diamètre et un degré de souplesse suffisants pour assurer le jeu régulier de ses fonctions, en n'employant que la dilatation.

Une chose digne de remarque, c'est que l'incision est beaucoup moins douloureuse que la distension forcée, quand le rétrécissement refuse une bougie trop grosse par rapport à son degré d'extensibilité.

2° Chez quelques malades la dilatation donne lieu à des accidents graves qui exigent son interruption, et si l'on ne veut prolonger indéfiniment le traitement et abandonner le rétrécissement à lui-même, il faut pratiquer l'incision intra-uréthrale : quelques observations vous feront mieux comprendre ce dont je veux parler. Tantôt il s'agit d'accidents généraux ; ex.: M. X..., âgé de 78 ans, d'une bonne constitution, mais très exposé à des attaques de goutte qui se portaient sur les membres et qui à plusieurs reprises l'avaient retenu plusieurs mois au lit, était affecté depuis un grand nombre d'années d'un rétrécissement très considérable de l'urèthre, rétrécissement qui avait été traité à différentes reprises tantôt par la dilatation, tantôt par la cautérisation ; je fus appelé auprès du malade pour une dysurie intense. En faisant un examen avec une bougie très fine en gomme élastique, je rencontrai un obstacle dur à 2 centimètres environ de l'angle péno-scrotal et je ne pus que faire pénétrer de quelques millimètres l'extrémité de l'instrument. Le malade m'engagea à être prudent, trois ans auparavant l'introduction des bougies ayant fait naître plusieurs attaques de goutte ; depuis, il en avait toujours été de même chaque fois qu'on avait voulu reprendre la dilatation : je m'entourai de grandes précautions et conduisis les bougies en employant autant de ménagement que possible. Après une quinzaine de jours j'étais arrivé à introduire jusqu'à la vessie une bougie en gomme élastique n° 9, lorsque se déclara une inflammation goutteuse du genou droit : je suspendis le cathétérisme et la malade enraya le développement de l'accès par le remède Laville, selon son habitude. Au bout de huit jours, le malade se sentant débarrassé, je recommençai l'introduction de la bougie en exagérant les précautions ; après deux cathétérismes, la douleur du genou reparut en s'accompagnant de fièvre, d'agitation, d'insomnie, d'anorexie. Le malade fut obligé de garder le lit quinze jours. Je renonçai alors à la dilatation et proposai l'uréthrotomie qui ne fut pas acceptée,—je n'ai plus revu le malade ; il est à présumer que l'incision de l'obstacle n'aurait pas donné lieu à des symptômes généraux plus graves et elle aurait eu l'avantage d'ouvrir une voie large et persistante. D'un autre côté, rien ne prouve que l'uréthrotomie eût été suivie des mêmes accidents. J'ai vu quelquefois cette opération n'entraîner aucune réaction chez des malades qui n'avaient pu supporter l'introduction un peu forcée de la bougie sans éprouver des accès de fièvre très violents.

Dans d'autres circonstances, ce sont des accidents locaux qui se produisent, et, à ce sujet, permettez-moi de vous citer une observation manuscrite de Caudmont qui est très remarquable au point de vue de ces tuméfactions inflammatoires développées au voisinage des points ulcérés, soit spontanément, soit à l'occasion de l'irritation déterminée par l'introduction des bougies ou par l'emploi d'injections trop énergiques. Cependant je commence par vous dire que j'ai observé quelquefois, dans le cours d'un traitement par la dilatation, une tuméfaction douloureuse, d'un volume variable, autour de la partie coarctée : cela se produisait surtout au moment du passage d'un numéro inférieur à un numéro supérieur. Mais il suffisait de s'abstenir pendant un certain temps de toute opération sur l'urèthre et d'employer des applications émollientes d'une manière soutenue, pour que le canal revînt à sa condition première et acceptât par la suite la continuation de la dilatation sans éprouver de nouveaux accidents, de sorte qu'en semblable circonstance il ne faut pas se hâter de conclure, et il convient de temporiser avant d'adopter l'uréthrotomie. Voici cette observation intéressante :

D..., tailleur à Bapaume (Pas-de-Calais), âgé de 35 ans, d'une bonne constitution, d'une bonne santé habituelle, portait depuis longtemps des rétrécissements de l'urèthre, qui entretenaient de grandes difficultés pour uriner et un suintement habituel ; ces coarctations étaient la conséquence de plusieurs blennorrhagies très inflammatoires ; pendant le cours de la dernière contractée en 1846, alors que les douleurs étaient très vives et que la verge était incurvée en bas au moment des érections, il pratiqua un coït qui donna lieu à une hémorrhagie uréthrale de plusieurs heures de durée. En 1855, le malade se fit des injections de cognac, qu'il répéta plusieurs fois par jour pendant environ deux mois, et qu'il remplaça ensuite pendant quelques jours par des injections au nitrate d'argent. Ces différents topiques amenèrent et entretinrent une dysurie très considérable et une forte incurvation de la verge en bas. Enfin, il se déclara des accès de fièvre quotidiens et sans qu'aucun cathétérisme eût été pratiqué, il survint au périnée deux abcès urineux que j'ouvris pendant un séjour à Bapaume. Je fis venir D... à Paris et le plaçai dans le service de M. Civiale à l'hôpital Necker. Ce chirurgien commença la dilatation des obstacles, mais le contact de la bougie était douloureux, mal supporté, provoquait de la fièvre ; le malade découragé sortit de l'hôpital pour se faire soigner en ville ; puis il renonça à ce projet en voyant survenir un nouvel abcès urineux et retourna dans son pays pour le faire ouvrir. Il revint à Paris au mois d'août 1856, décidé à subir le traitement convenable. Je commençai immédiatement l'introduction des bougies : il se déclara bientôt, au niveau de la face inférieure de la verge, une tuméfaction qui me força à suspendre toute manœuvre, et cette fois encore, après quinze jours de séjour, le malade repartit sans avoir pu être traité. Néanmoins il n'arriva pas d'abcès et des cataplasmes suffirent pour résoudre cette inflammation. Mais elle se reproduisit spontanément quelques semaines plus tard, et un nouvel abcès se forma qui fut ouvert et se cicatrisa immédiatement. En janvier 1857, un abcès apparut encore sans cause appréciable et se referma très promptement comme précédemment. Fatigué d'être toujours souffrant, il fit une dernière tentative et se présenta à ma clinique de la rue Larrey le 2 février suivant. Je passai une bougie fine en gomme élastique et immédiatement il se déclara un abcès qui s'ouvrit de lui-même. Je jugeai que l'uréthrotomie interne était la seule opération praticable et je commençai le 17 du même mois la dilatation pour obtenir le passage libre de l'olive de l'uréthrotome. Ce traitement préparatoire fut troublé par quelques difficultés. Dès les premiers jours je fus forcé de suspendre le placement des bougies à demeure, parce que leur présence déterminait une vive douleur et une constante envie d'uriner. La réaction fut telle qu'il me devint impossible de réintroduire même la bougie la plus fine ; cependant il n'y eut pas d'abcès. Enfin, le 3 mai, je réussis de nouveau à engager une bougie d'un très petit calibre jusque dans la vessie. Je renonçai à l'emploi de la dilatation permanente, et je mis en usage la dilatation prolongée, faisant conserver l'instrument le plus longtemps possible, mais ordonnant de le retirer aussitôt que des symptômes de réaction se déclaraient. Conduite de cette manière, la dilatation fut tolérée, le canal se modifia de manière à accepter bientôt des bougies plus volumineuses et à rendre la miction plus aisée. Le 14 mars on reconnut une petite tumeur dure sur la face inférieure de la verge en avant des bourses ; mais elle disparut sans avoir suppuré et sans avoir gêné l'introduction des bougies. Le 4 avril, je pus faire pénétrer mon uréthrotome à olive jusque derrière le rétrécissement situé le plus profondément et placé à la partie antérieure de la portion bulbeuse ; l'incision se fit facilement, presque sans douleur, et eut une longueur d'arrière en avant d'environ 2 centimètres et demi. Je respectai une autre coarctation qui existait au milieu de la portion pénienne parce qu'elle paraissait peu longue, peu dure, et qu'elle recevait facilement un cathéter volumineux et qu'on pouvait espérer le voir se maintenir dans ces conditions favorables. Je mis une grosse sonde en gomme élastique que je laissai vingt-quatre heures et je fis appliquer sur la verge des compresses d'eau froide. Après avoir retiré la sonde, je ne pratiquai aucun cathétérisme consécutif. Le malade resta au lit pendant quatre jours par précaution et put ensuite se promener dans Paris. L'opération ne fut suivie d'aucune espèce d'accident et donna immédiatement une miction très faible, un peu douloureuse d'abord et bientôt indolore. D... partit pour son pays, emportant la recommandation de rester un mois sans se sonder et de n'introduire la bougie que tous les mois.

Nous le revîmes le 15 novembre de la même année : il se plaignait d'une certaine résistance présentée par la coarctation du milieu de la portion pénienne et venait me demander de l'inciser comme nous avions fait pour celle du fond. Depuis qu'il avait quitté Paris, il n'avait éprouvé ni abcès, ni inflammation de l'urèthre. L'opération fut facile et eut des suites aussi simples que la première. Quatre jours après il retournait à Bapaume. Nous avons pu nous assurer que le rétrécissement du bulbe incisé sept mois auparavant avait conservé à un haut degré sa souplesse et son extensibilité, et il nous fut possible de faire arriver très aisément jusqu'à la la vessie un cathéter de gros calibre.

J'ai voulu, Messieurs, vous rapporter cette observation intégralement, car elle est typique et comme genre d'affection et comme manière de se conduire dans la pratique de l'uréthrotomie.

3° En général la dilatation amène la guérison des accidents entretenus par le rétrécissement, en même temps qu'elle fait disparaître l'obstacle existant dans le conduit urinaire. Je pourrais rapporter bon nombre d'observations de fistules urinaires qui ont guéri sans qu'on ait fait autre chose que de rétablir la dilatabilité normale des parois uréthrales par l'introduction journalière des bougies.

Cependant il se présente des cas réfractaires où malgré un cathétérisme très fréquemment répété pendant plusieurs années, on voit persister les fistules et les indurations périuréthrales qui compliquent des rétrécissements : c'est qu'alors les parties coarctées restent dures et peu extensibles, et il devient indispensable d'agir sur elles d'une manière plus efficace. On trouve dans l'uréthrotomie interne une ressource précieuse. Il est facile d'avoir une juste appréciation des accidents qui se produisent dans ces cas.

Sous l'influence du passage répété de sondes plus ou moins volumineuses, ou employées d'une manière intempestive, il se déclare une inflammation considérable des parties de l'urèthre situées en arrière du rétrécissement et cette inflammation se termine par un ou des abcès urineux et par une ou des fistules persistantes. La coarctation étant souvent difficile à dilater, l'effort que fait la vessie pour surmonter l'obstacle au moment de la miction chasse l'urine dans le pertuis mal bouché : de là de nouveaux abcès qui se forment chaque fois que le malade urine sans la sonde : il faut alors employer l'uréthrotomie pour éviter ces accidents et livrer passage à l'urine.

Il convient encore d'avoir recours à l'uréthrotomie pour débarrasser les malades d'écoulements opiniâtres entretenus par des rétrécissements et qui persistent malgré l'emploi de la dilatation. Un malade, âgé de 24 ans, d'une bonne constitution, avait contracté un écoulement à la suite d'excès vénériens ; malgré cet accident, il avait continué ses rapports sexuels avec la même fréquence, mais pour ne point communiquer la maladie dont il était atteint, il avait eu la précaution de faire chaque fois une injection astringente peu de temps avant de pratiquer le coït. Cette conduite avait duré une année entière. Au bout de ce temps, il avait ressenti des difficultés pour uriner, qui lui avaient fait prendre la résolution de se mettre en traitement pour obtenir la guérison de son écoulement. On avait reconnu alors l'existence de plusieurs rétrécissements uréthraux, qu'on avait traité par la dilatation. Mais quoique cette méthode eût été mise en usage à plusieurs reprises pendant l'espace de de deux ans, qu'elle eût été poussée aussi loin que possible, qu'on eût employé les cathéters en étain pour agir avec plus d'énergie, il n'avait pas été possible de guérir l'écoulement. C'est dans ces conditions que je vis le malade. Je constatai sur le linge de nombreuse taches, larges, empesées, grises, dans la plus grande partie de leur étendue et jaunâtres au centre. J'explorai l'urèthre avec une petite olive et trouvai un premier rétrécissement à l'orifice postérieur de la fosse naviculaire et plusieurs autres dans la longueur du canal : il me fut possible de les franchir tous; j'incisai immédiatement la coarctation de la fosse naviculaire et je dilatai les autres par l'introduction de bougies en cire. Mais je constatai que ces instruments passaient à frottement, qu'ils étaient fortement serrés, que leur passage modifiait très peu la résistance des parois uréthrales et augmentait l'abondance de l'écoulement, en le rendant plus jaune. Au bout d'un mois, je n'avais gagné que deux numéros. Pensant que ce traitement par la dilatation ne serait pas suivi d'un résultat plus heureux que les précédents, et surtout ayant rencontré un obstacle qui résistait plus fortement et d'une manière douloureuse au milieu de la portion pénienne, je l'incisai d'arrière en avant avec l'uréthrotome à olive.

Il ne survint aucun accident et un mois après je pus couper un autre rétrécissement situé vers l'angle péno-scrotal, rétrécissement que je n'avais pas voulu comprendre dans la première opération pour ne pas faire une incision trop longue, car j'aurais dû intéresser à peu près toute la longueur de la portion pénienne. Je laissai d'autres coarctations dans la portion bulbeuse, mais comme un gros cathéter pouvait les franchir aisément, j'espérais qu'il ne serait pas nécessaire de les opérer. Cette seconde uréthrotomie fut aussi heureuse que la première. Quinze jours après, je commençai la dilatation consécutive et je pus faire passer une bougie en cire de gros calibre, que je remplaçai par d'autres plus grosses encore. Au moment de l'introduction de ces derniers instruments, je m'aperçus qu'une résistance assez prononcée se faisait sentir vers la partie antérieure du bulbe, là où n'avait pas porté l'instrument tranchant, et comme d'un autre côté l'écoulement avait diminué, mais n'était pas encore entièrement tari, je jugeai indispensable une troisième uréthrotomie. Il en résultait que j'avais incisé le canal dans toute la longueur depuis la fosse naviculaire jusqu'à la terminaison du bulbe; seulement cette longue incision avait été faite en trois temps : un traitement consécutif fut entrepris. Six mois après l'urèthre était dans de bonnes conditions, mais il persista toujours un peu d'écoulement qui venait de la prostate, écoulements qui sont en général très longs et très difficiles à guérir.

A ce sujet, je vous dirai que lors même que l'écoulement viendrait seulement de la prostate, il faut guérir les rétrécissements, car ils entretiennent une inflammation qui se propageant à la portion prostatique entretient cet écoulement. Cette observation présente en outre un exemple remarquable de la forme des rétrécissements que j'ai rencontrée toutes les fois que cette altération peut être justement attribuée à l'effet d'injections employées d'une manière inopportune; on trouve alors l'urèthre rétréci d'un bout à l'autre de la région recouverte par le tissu spongieux, et ces rétrécissements acquièrent très rapidement une résistance sur laquelle la dilatation n'a que peu d'action.

Les affections du col de la vessie provoquées par les coarctations uréthrales sont multiples ; tantôt c'est la muqueuse qui est enflammée et quelquefois ulcérée. D'autres fois, comme dans le cas précédent, l'inflammation s'est étendue à la prostate et s'y est circonscrite. J'ai rencontré, à l'autopsie de plusieurs malades atteints de rétrécissements uréthraux, des abcès de la prostate qui avaient été méconnus pendant la vie ; enfin, dans des cas plus rares, que la prostate soit ou non affectée, il existe une maladie des vésicules séminales qui persiste tant que la coarctation gêne d'une manière notable les fonctions du conduit urinaire. Dans cette dernière circonstance, quand la dilatation a été impuissante à produire la guérison des désordres entretenus par le rétrécissement, il est encore indiqué de faire l'uréthrotomie. M. X..., âgé de 28 ans, d'une bonne santé habituelle, était atteint depuis plusieurs années de pertes séminales plus particulièrement diurnes qui l'affaiblissaient beaucoup et qui étaient apparues à la suite d'un rétrécissement considérable de l'urèthre. Ce malade avait suivi plusieurs traitements complets par la dilatation ; malgré cela les pertes involontaires avaient continué et avaient résisté à d'autres moyens spécialement dirigées contre elles. Elles se produisaient surtout au moment des garde-robes et consistaient dans l'excrétion d'un fluide opalin, un peu visqueux, renfermant de petits grumeaux jaunâtres, ayant une odeur nauséabonde, mais rappelant celle du sperme, et rendue chaque fois en quantité assez considérable pour remplir un verre à liqueur. Je reconnus une coarctation résistante occupant une grande partie de la longueur du bulbe. Pendant six semaines j'essayai la dilatation au moyen de bougies en cire et j'introduisis successivement les n°s 16, 17, 18, 19; mais, les parois uréthrales ne se modifiant pas, elles restaient dures, et les pertes avaient lieu avec la même fréquence. Je fis l'incision du rétrécissement avec l'uréthrotome à olive : aucun accident ne se déclara immédiatement après l'opération; mais ayant introduit au bout de deux semaines, une bougie en cire n° 20 qui avait passé avec une grande facilité, je provoquai un écoulement de sang considérable, qui se renouvela plusieurs fois pendant l'espace de trois jours et qui ne s'arrêta que par le placement à demeure d'une grosse sonde en gomme élastique. J'attendis une nouvelle période de quinze jours avant de recommencer le cathétérisme, et cette fois la même bougie pénétra sans être suivie du même accident. Je continuai le cathétérisme consécutif qui ne présenta rien de particulier. Il y eut un amendement considérable dans la fréquence des pertes et surtout dans l'abondance du liquide rendu, qui cessa d'avoir une odeur nauséabonde.

Si par l'emploi de l'uréthrotomie, je n'ai pas obtenu, dans ce cas, un succès sans restriction, j'ai mis cependant le malade dans une meilleure position que par aucun des moyens auxquels il avait été soumis jusque-là. L'importance du résultat ressort d'une manière plus évidente, si on fait attention que ces divers traitements dirigés auparavant contre le rétrécissement n'avaient donné aucun bénéfice au point de vue des pertes et que la modification favorable acquise sous ce rapport a été fournie presque exclusivement par l'incision intra-uréthrale.

CINQUIÈME LEÇON.

Continuation de l'énoncé des cas où il est nécessaire d'employer l'uréthrotomie interne. — Conclusions.

Messieurs,

Un autre genre de complication des coarctations organiques, contre lequel on peut quelquefois employer l'uréthrotomie avec avantage, c'est lorsqu'il existe des spasmes douloureux de la vessie et surtout lorsqu'ils sont accompagnés d'incontinence d'urine. Je ne veux pas dire que toutes les fois que cette complication existe il faille faire l'incision de l'urèthre ; ce serait certainement adopter une fausse pratique ; car, dans la plupart des cas, l'introduction de la bougie amène la disparition rapide de ces accidents. Mais ces troubles dans la fonction de la vessie peuvent être en rapport avec une altération des centres nerveux qui fasse craindre l'effet de de manœuvres trop répétées sur l'urèthre et qui exige d'autre part que la miction soit rétablie très promptement dans ses conditions normales, à cause de la réaction exercée sur ces organes. Ce n'est pas que je pense que le milieu encéphalo-rachidien soit aussi directement impressionné qu'on l'a dit lorsqu'il existe une altération grave des voies parcourues par l'urine ; mais dans les cas de dysurie et d'incontinence d'urine, il se produit une prédisposition aux congestions cérébrales qui présente de grands dangers lorsqu'il existe déjà une maladie chronique du cerveau. Dans ces cas on peut obtenir une cessation presque immédiate des troubles de la miction et consécutivement une amélioration notable dans l'état du cerveau, en pratiquant l'uréthrotomie. M. J..., âgé de 55 ans, d'un tempérament lymphatico-sanguin, ayant joui d'une bonne santé habituelle jusqu'à il y a deux ans, a été pris depuis cette époque à plusieurs reprises de congestions cérébrales, qui ont laissé une diminution dans l'intelligence, un embarras dans la parole et une titubation dans la marche. A ces phénomènes s'était joint dans les derniers temps une incommodité qui faisait le désespoir du malade et de sa famille ; il perdait ses urines involontairement nuit et jour, et ce n'était malheureusement pas une incontinence par regorgement : il survenait des envies d'uriner tellement impérieuses que le malade lâchait ses urines là où il se trouvait. Cependant dans l'intervalle il s'écoulait quelques gouttes d'urine sans que le malade en eût conscience. Il me fut adressé dans cet état ; je trouvai deux rétrécissements, l'un court derrière la fosse naviculaire, l'autre long derrière l'angle péno-scrotal ; ou pouvait passer une bougie n° 13, mais avec sensation de dureté qui me fit penser que la dilatation serait longue et difficile à obtenir complète. La vessie n'était pas distendue : il s'écoula par la sonde 100 grammes d'urine sans dépôt. Je fis immédiatement l'uréthrotomie interne d'arrière en avant ; la sonde fut laissée à demeure dix-huit heures ; elle fut péniblement supportée. Un mois après, je fis la dilatation consécutive ; j'ai revu ce malade, il y a deux mois, tout était en très bon état. La miction est devenue facile, les envies d'uriner sont normales ; plus d'écoulement d'urine involontaire. Du côté du cerveau, un amendement considérable dans l'état de l'intelligence s'est produit.

Messieurs, je n'ai pas cru, dans ce cas, devoir essayer la dilatation avant de faire l'uréthrotomie, parce que j'ai eu peur de faire éclater un de ces accès de fièvre à forme encéphalique qui se déclarent si fréquemment à la suite de la dilatation surtout chez les vieillards ; ces accès de fièvre sont toujours très graves, mais avec la complication d'accidents antérieurs du côté du cerveau, ils auraient acquis un degré de gravité encore plus considérable, et je regarde du reste cette complication comme y prédisposant d'une manière toute particulière. J'ai vu plusieurs vieillards mourir d'accidents tout analogues, survenus à la suite d'introduction de sondes ou de bougies, qui avaient eu lieu soit pour élargir un rétrécissement soit pour faire cesser une rétention d'urine, soit pour une exploration vésicale. Toute ma vie j'aurai devant les yeux le fait suivant qui est caractéristique : c'était à l'époque où je débutais dans l'étude des maladies des voies urinaires sous la direction de Caudmont ;

ce chirurgien sonda devant moi M. X..., âgé de 75 ans, pour explorer la vessie ; l'introduction se fit avec la plus grande facilité ; l'exploration dura une minute ; quarante-huit heures après la personne était morte, n'ayant rendu que la valeur d'un dé à coudre d'urine ; je n'ai pas quitté le malade un instant, j'ai suivi pas à pas les progrès de l'affection encéphalique, et cependant cette personne avait l'habitude de se sonder ; l'exploration fut faite dans son lit, et avec les plus grands ménagements, car Caudmont se méfiait et avait de la répugnance même pour le simple cathétérisme chez ce malade. Que cet exemple reste gravé dans votre esprit, comme il restera dans le mien : soyez sur vos gardes quand vous sondez un vieillard et surtout lorsque ce sondage a amené du sang.

4° Il y a des coarctations constituées par des viroles fibreuses tellement épaisses et dures qu'il ne devient plus possible de les amollir et de les assouplir par la dilatation. On obtient bien un élargissement mécanique et on arrive à faire pénétrer dans leur intérieur des instruments très volumineux, mais ce n'est qu'à condition d'employer une certaine force, et on a beau répéter cette introduction, les parois uréthrales ne subissent aucun changement ; on n'est pas plus heureux par la dilatation permanente ; pendant le séjour des instruments dilatants, l'urèthre prend, il est vrai, une grande souplesse, mais elle se perd et est remplacée par la dureté d'autrefois, aussitôt qu'on enlève les bougies et les sondes placées à demeure ; et puis enfin, dans certains cas, cette manière d'agir n'est pas sans inconvénients. Il est facile de comprendre qu'un urèthre dur au passage des instruments doit l'ètre aussi devant le flot d'urine ; qu'il n'est pas possible que par le moyen d'un canal pareil la miction puisse s'accomplir d'une manière régulière : que tout au moins, il sollicitera un état de contraction exagérée de la vessie en rapport avec la résistance qu'il oppose, et que, dans tous les cas, à un moment donné, il deviendra la source d'accidents graves dans les organes situés en arrière de lui, sans compter la nécessité où sera placé le malade de lutter indéfiniment par un cathétérisme de chaque jour contre la rétractilité des tissus constituant la coarctation. On est très disposé, en semblable circonstance, à s'en tenir à ce qu'a donné la dilatation, satisfait que l'on est de voir pénétrer un instrument de gros calibre ; on ne se croit pas obligé de calculer l'effort qu'il a fallu faire pour l'introduire, ni celui qui est imposé à la vessie chaque fois que la miction s'accomplit. On compte sur les ressources de la nature et très souvent l'on a raison de penser ainsi. Mais, quand des conditions pareilles ont duré longtemps, ou bien que, par le fait de l'âge, la vie est moins active dans chacun des organes de l'économie, on voit arriver la fatigue de la vessie, son évacuation incomplète, et c'est alors que commencent les accidents graves auxquels je faisais allusion tout à l'heure. Il importe alors aussi d'attaquer la coarctation d'une manière énergique et de rétablir promptement la liberté du canal par l'incision intra-uréthrale. Il aurait même été mieux de ne pas attendre cette fâcheuse conjoncture et de pratiquer l'uréthrotomie avant que des prédispositions défavorables eussent eu le temps de se développer. C'est le conseil que je donne toujours en pareil cas, mais j'avoue qu'il n'est pas souvent suivi; les malades et les médecins ayant toujours de la peine à admettre que l'urèthre exige encore une opération alors que de grosses bougies peuvent être engagées, et voulant toujours temporiser jusqu'à ce qu'une indication plus formelle se révèle à leurs yeux. Une semblable conduite peut avoir des conséquences très funestes ; j'ai vu mourir d'une néphrite aiguë avec suppression d'urine un malade âgé de plus de 50 ans, qui ne s'était fait uréthrotomiser que parce que sa vessie était dans un état de réplétion habituelle et qu'il se sentait menacé d'une impossibilité d'uriner. En pratiquant, au contraire, l'uréthrotomie, lorsque les troubles de la miction sont beaucoup moins graves, on éloigne du malade une grande partie des dangers qu'entraîne l'incision intra-uréthrale ; j'allais dire tous les dangers et il me paraît évident, comme je vous l'ai déjà signalé, que, s'il y a quelquefois une issue fatale, elle doit être attribuée aux manœuvres et aux procédés employés et à l'état des reins plutôt qu'à l'opération en elle-même. Permettez-moi de vous citer une observation où j'ai eu à me féliciter d'avoir appliqué l'uréthrotomie pour remédier à un état de parois uréthrales contre lequel on avait lutté en vain par l'introduction fréquente de grosses bougies et par l'uréthrotomie avec la lame courante.

M. X..., âgé d'environ 68 ans, d'une forte constitution et d'une haute stature, se présenta chez moi pour avoir mon avis sur l'état de son urèthre. Il portait depuis fort longtemps des coarctations pour lesquelles il avait subi un grand nombre de traitements par la dilatation et par la cautérisation, et lui-même avait fini par se passer presque continuellement des bougies d'un calibre moyen. Mais son canal se maintenait dans un très grand état de dureté, et aux difficultés de la miction s'était ajoutée une névralgie ilio-scrotale du côté gauche, qui inquiétait et tourmentait beaucoup le malade. Il était venu à Paris réclamer les soins d'un de mes confrères spécialistes qui avait fait l'incision d'avant en arrière avec l'instrument de Maisonneuve; je crains qu'avec cet instrument, comme je vous l'ai déjà dit, les parois uréthrales ne furent pas coupées dans une étendue assez grande. On put introduire le n° 50 de la filière Béniqué; toutefois l'urèthre resta dur et perdit bientôt le peu d'extensibilité donnée par l'opération. Quand je fis l'exploration, je pus conduire dans la vessie une bougie de 7mm, mais elle était fortement serrée; je conseillai de débrider de nouveau les obstacles au moyen d'un instrument capable de faire une incision suffisamment profonde et je pratiquai l'uréthrotomie d'arrière en avant. Les obstacles disparurent, il n'y eut pas d'accident, et lorsque le malade quitta Paris l'urèthre avait repris un degré de souplesse très satisfaisant et en rapport avec les besoins de la vessie. Messieurs, les observations sont pour ainsi dire les preuves des opinions émises, aussi je vous demande la permission de vous citer encore celle-ci à l'appui de ce que je vous ai dit au commencement de la séance. M. X..., âgé de 60 ans, d'une bonne santé habituelle et menant une vie très active, maintenait dans d'assez bonnes conditions un rétrécissement organique de l'urèthre dont il était affecté, par un cathétérisme fréquemment répété. Mais il était chagrin de voir que malgré ses soins l'urèthre était résistant, que les bougies n'entraient qu'en forçant et que la miction ne se faisait pas avec toute la facilité désirable. Il vint me demander un remède plus efficace que la dilatation, et comme dans l'examen de l'urèthre j'avais trouvé, en effet, dans le milieu de la longueur du bulbe une coarctation d'environ 2 centimètres de largeur, dure et résistante, j'ai pratiqué l'incision d'arrière en avant avec l'uréthrotome de Caudmont. L'opération ne fut suivie d'aucune espèce d'accident, pas même de fièvre, et un mois après le malade quittait Paris urinant parfaitement bien et introduisant le n° 20 avec la plus grande aisance.

5° Les rétrécissements durs de l'urèthre sont quelquefois tellement résistants qu'il est impossible de les élargir à aucun degré par l'introduction journalière des bougies. Vous savez que les rétrécissements traumatiques possèdent le plus souvent cette qualité fâcheuse. Il arrive même, dans des cas tout à fait exceptionnels, qu'on échoue dans toutes les tentatives faites pour engager dans leur intérieur un instrument à pointe très fine, et qu'il n'y a de ressource que dans l'emploi de l'uréthromie externe. On est obligé alors d'agir sans conducteur et cette opération devient une des plus difficiles et des plus dangereuses de la chirurgie des voies urinaires, une de celles qui ne doivent jamais être acceptées que comme moyen extrême. Heureusement, il est excessivement rare qu'elle soit nécessaire; presque toujours en tâtonnant suffisamment longtemps, quand on a quelques jours devant soi, on finit par faire pénétrer dans l'obstacle la pointe d'une bougie fine en gomme élastique, et quand ce premier pas est obtenu, ce n'est plus qu'une affaire de jours pour avoir l'entrée de la bougie toute entière. Ce dernier résultat acquis, je continue le traitement en laissant à demeure la bougie engagée et j'emploie désormais la dilatation permanente jusqu'à ce que j'aie ramené l'urèthre à son calibre normal, du moins pour ce qui concerne les rétrécissements situés au voisinage de la terminaison du bulbe ; il est, en effet, d'observation que les coarctations situées en cet endroit ont une grande tendance à conserver l'extensibilité fournie par la dilatation, et en soumettant le canal à l'introduction journalière des bougies pendant un temps convenable après le retrait des instruments à demeure on produit le plus souvent une guérison durable. Vous vous souvenez que je me suis étendu longuement sur ce sujet à propos de la dilatation permanente.

La conduite doit être différente pour les obstacles placés dans la partie antérieure du canal : ceux-ci ne conserveront pas la modification déterminée dans la rétractilité de leur tissu par l'action de la dilatation permanente, et la dilatation temporaire consécutive sera impuissante à empêcher une récidive rapide; et ici je parle encore d'après ce que l'expérience m'a appris, de telle sorte qu'à un moment qui ne tardera pas à arriver, il deviendra formellement indiqué de faire l'incision intra-uréthrale. Pour ma part, quand la résistance d'un de ces rétrécissements de la portion pénienne de l'urèthre m'a forcé de recourir à l'usage des instruments à demeure, je ne prolonge pas ce genre de traitement qui ne pourrait jamais me donner qu'un résultat passager au prix de beaucoup de temps perdu, et je crois plus rationnel de faire l'uréthrotomie aussitôt que j'ai obtenu une dilatation suffisante pour le passage de l'olive de l'uréthrotome. D'autres chirurgiens sont beaucoup plus impatients encore et sans faire de distinctions, sans étudier les résultats de la dilatation permanente, lorsqu'ils ont affaire à des rétrécissements résistants et difficiles à franchir, ils préfèrent adopter immédiatement un appareil instrumental à l'extrémité antérieure de la première bougie qui passe et attaquer sans plus tarder la coarctation, au moyen de ce conducteur qui leur donne toute confiance, par une scarification d'avant en arrière.

Je vous ai déjà dit, Messieurs, combien je suis peu partisan de l'uréthrotomie d'avant en arrière, non seulement comme méthode de traitement, mais comme moyen de préparer la voie.

Comme cette scarification n'a pas d'autre but que de livrer un passage aux uréthrotomes, je préfère chercher le même résultat en soumettant le malade, pendant quelques jours, à la dilatation permanente, qui entraîne moins de dangers.

Cependant, à l'occasion d'un rétrécissement très dur, quelques malades ont une irritabilité si grande du col vésical qu'il est impossible de leur faire supporter le séjour de l'instrument : chez d'autres même, cette irritabilité est telle qu'elle se développe rien que par l'introduction journalière et très peu prolongée de la bougie. Dans ce dernier cas, le cathétérisme détermine une vive douleur et ne produit aucune modification favorable dans les conditions du rétrécissement, et cet effet fâcheux se maintient et s'exalte, si l'on veut continuer quand même ; non seulement alors, on est obligé de faire l'uréthrotomie, mais il n'y a pas d'autre moyen d'ouvrir un passage à l'uréthrotome qu'en pratiquant préalablement une dilatation forcée légère : je vous en ai déjà parlé, dans une leçon précédente.

Enfin, pour terminer cette énumération des cas où

l'uréthrotomie doit être préférée à la dilatation, je dirai qu'il y a des rétrécissements qui, par leur situation, dans une partie déterminée du canal, sont forcément tributaires de l'incision uréthrale. Par exemple, les rétrécissements du méat urinaire et de la fosse naviculaire. N'essayez pas la dilatation sur eux, vous perdriez votre temps. Toute tentative de dilatation provoque des douleurs considérables et fait revenir le rétrécissement sur lui-même au lieu de l'élargir. Ces phénomènes paraîtront moins étonnants si on tient compte de ce que produit la distension de l'orifice externe de l'urèthre, alors qu'il n'existe pas de maladie; l'introduction repétée d'un instrument qui passe à frottement et en forçant un peu le méat urinaire détermine au bout de quelques jours une résistance douloureuse qui n'existait pas auparavant, et si on persiste malgré cela, on voit cette résistance augmenter de jour en jour et finir par apporter un obstacle insurmontable; il s'est formé un véritable rétrécissement de l'orifice uréthral dont le contour présente des signes évidents d'inflammation. D'un autre côté, la disposition anatomique indique ce résultat négatif par la dilatation; car le méat est entouré d'un tissu fibreux, formé par la réunion des enveloppes fibreuses des corps spongieux et de la muqueuse uréthrale. En outre la fosse naviculaire est peu dilatable par elle-même, ce qui est dû à ce que sur le gland la portion correspondante du canal est doublée non par le corps spongieux, mais par du tissu fibreux, continuation de l'étui de la verge.

Par conséquent vous n'essaierez pas la dilatation sur les rétrécissements situés près du méat externe : il faut avoir recours de suite à l'incision.

Vous voyez, par ces observations, combien sont variés les cas dans lesquels il faut employer l'uréthrotomie interne ; tantôt c'est l'idiosyncrasie du malade qui nous force à laisser la dilatation, tantôt la situation du rétrécissement dans telle partie du canal, tantôt son degré de résistance, tantôt enfin les traitements antérieurs ; poser des règles fixes à ce sujet est impossible ; la meilleure manière d'indiquer la nécessité de l'opération est, je crois, de citer des observations.

Messieurs, il nous reste pour terminer ce qui a rapport à l'uréthrotomie à étudier les cas où, la dilatation n'étant pas possible, on ne peut se servir de l'incision uréthrale, et avoir recours alors aux autres méthodes de traitement qui ont été préconisées. Si j'ai eu le bonheur de pouvoir vous expliquer clairement le mode d'action, les résultats, les accidents, etc., de l'uréthrotomie interne, vous devez comprendre combien il y a peu de cas qui ne puissent être traités par cette méthode.

En effet des chirurgiens rejettent l'uréthrotomie craignant les hémorrhagies consécutives, je vous ai montré combien elles étaient rares ; d'autres la rejettent par crainte d'infiltration d'urine, d'urémie, etc. ; je vous ai déjà dit que M. le professeur Guyon a appuyé avec raison sur ce fait, que souvent, loin d'occasionner ces accidents, l'uréthrotomie en débarrassait le malade ; en troisième lieu le peu de certitude que l'on reprochait au manuel opératoire avec la lame courante disparaît quand on se sert de l'uréthrotome à olive. Enfin, dans le cours de ces leçons, j'ai essayé de bien établir que l'uréthrotomie valait mieux que les autres méthodes quand il n'y avait aucune raison de la repousser; je résumerai mon opinon sur ce sujet en quelques mots.

L'uréthrotomie interne doit être la méthode qu'il faut employer presque toujours, quand la dilatation ne réussit pas; quand il faut rejeter la dilatation, on ne doit la remplacer que par l'uréthrotomie interne: la divulsion, la cautérisation doivent être radicalement exclues, je vous en ai expliqué les motifs. Ces principes sont basés sur des faits; je n'ai encore vu que deux cas où l'uréthrotomie interne a dû être remplacée par l'uréthrotomie externe par suite de l'impossibilité de passer quoi que ce soit à travers le rétrécissement : jamais je n'ai eu l'occasion absolue d'employer la divulsion.

Messieurs, lorque vous sortirez de cette enceinte, je serai peut-être arrivé à vous voir partir convaincus et ralliés à mes opinions ; mais immédiatement vous pourrez entendre des avis complètement opposés et soutenus avec talent : c'est à vous de réfléchir et de choisir.

Je me suis inscrit en faux contre un instrument qui est très répandu, non dans le but de faire une opposition systématique : la discussion longue, minutieuse à laquelle je me suis livré vous prouvent au contraire, que si je repousse complètement l'uréthrotome à la lame courante, c'est que je suis convaincu que c'est un mauvais instrument, et cela en me basant sur l'anatomie pathologique, sur les conditions indispensables d'une bonne méthode opératoire, sur les résultats obtenus.

Jamais il ne me sera possible d'admettre que pousser au hasard une lame coupante dans un urèthre est une opération classique, qui soit nécessaire et innocente.

De ces leçons je tirerai les conclusions suivantes :

1° L'uréthrotomie interne ne doit pas être considérée comme une opération préliminaire, ouvrant la porte à la dilatation, mais au contraire comme une opération ayant sa place dans la chirurgie, et dont la dilatation consécutive ne doit être que le corollaire.

2° L'uréthrotomie n'est pas une opération livrée au hasard et pouvant être faite avec toutes sortes d'instruments : elle exige autant de précision, d'aptitude dans le manuel opératoire que la recherche d'une artère et sa ligature : par conséquent il faut rejeter tout instrument qui ne donnera pas le degré de certitude suffisant pour ne couper que le rétrécissement et rien que le rétrécissement.

3° Ces conditions de certitude et d'autres développées dans ces leçons opérant sont mieux remplies avec l'uréthrotome à olive, d'arrière en avant, qu'avec l'uréthrotome à lame courante d'avant en arrière.

4° L'uréthrotomie donnera d'autant plus de bons

résultats que la cicatrice et le coussinet sous-jacent auront moins de tendance à devenir fibreux. On a dit qu'il faut considérer la nature du rétrécissement plutôt que celle de la cicatrice : l'un engendre l'autre; plus un rétrécissement sera avancé, moins il y aura de chances de bonne réussite et de trouver du tissu spongieux au fond de la plaie.

5° L'uréthrotomie interne dans le plus grand nombre de cas, doit être employée à l'exclusion de toute autre méthode, quand la dilatation soit temporaire, soit permanente n'a pu être appliquée.

6° A l'exclusion de l'uréthrotomie interne, il ne faut employer que l'uréthrotomie externe, les autres méthodes de traitement étant des méthodes appelant à leur aide la force et la violence; et, Messieurs, je ne puis mieux terminer qu'en vous citant cette phrase de Dupuytren : « Je voudrais pouvoir crier à l'oreille de tous les praticiens qu'il y a barbarie à vouloir pénétrer de vive force dans la vessie. »

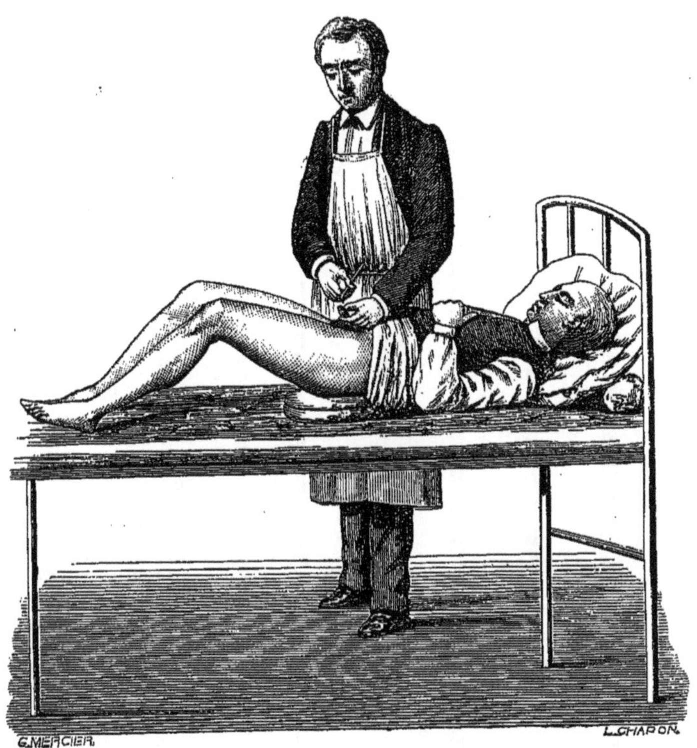

Fig. 7. — Position du chirurgien et du malade. Placement de la sonde à demeure après l'opération.

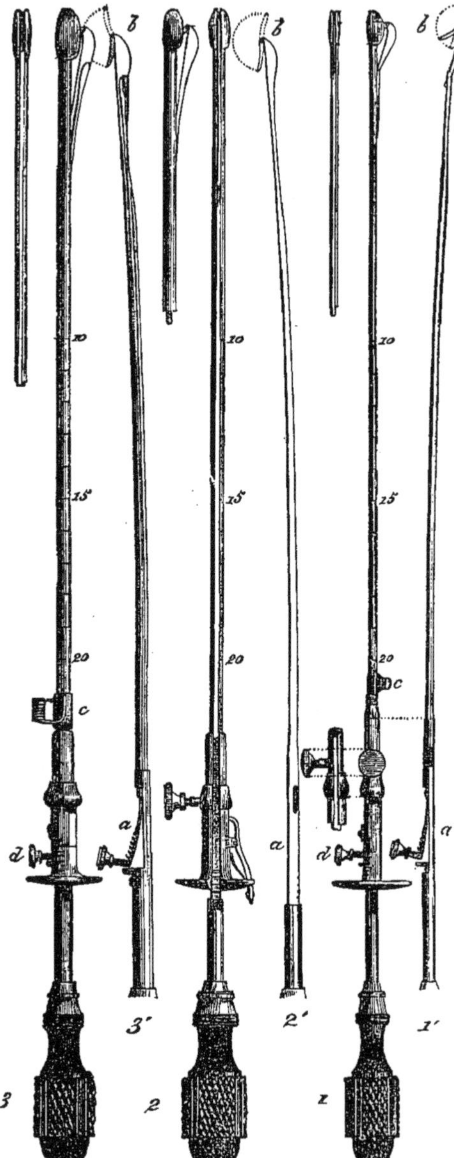

Fig. 8. — Instruments de Civiale pour diviser les coarctations d'arrrière en avant et de dedans en dehors (uréthrotomes de Civiale).

1. Uréthrotome monté et armé au deuxième degré, et 1° la tige porte-lame *a*, avec le bouton et la crémaillère *d;* la lame *b*, fixée au porte-lame par une charnière. Cet instrument est muni d'un curseur *c*. A côté se trouve une portion de la tige à laquelle est fixée la vis de pression.

2. Le même instrument, plus gros; la la lame fait corps avec la tige porte-lame, et le mécanisme de la crémaillère est en dehors. Sur la tige porte-lame 2 est une entaille dans laquelle la vis de pression fait arrêt pendant la manœuvre, et empêche l'instrument d'être désarmé.

3. Gros uréthrotome. Le talon de la lame est recouvert afin de diminuer l'étendue du tranchant. Le bouton *d* porte une aiguille couchée qui fait reconnaître le degré d'écartement de la lame 3'. Tige porte-lame avec la crémaillère et le bouton en saillie. La tige de cet uréthrotome présente assez de résistance pour qu'on puisse appuyer fortement la lame contre les tissus et les diviser comme on le ferait avec un bistouri. A côté de chaque bout olivaire des instruments se trouve une autre figure représentant le même bout, mais sous une autre face.

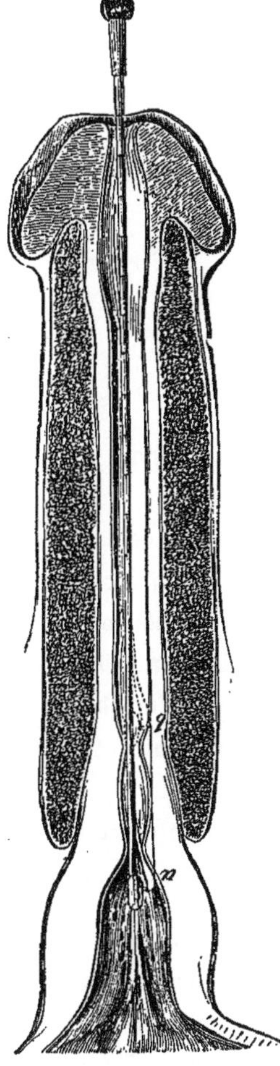

Fig. 9. — Deux rétrécissements *n* et *q*.

Traversés par l'uréthrotome à olive porté derrière le rétrécissement profond et armé au troisième degré. Une ligne *n*, *q* partant de la convexité de la lame et se dirigeant d'arrière en avant, indique la profondeur à laquelle l'incision pénétrera, soit à l'endroit des coarctations, soit dans l'intervalle. Sur ce dernier point, les parois du canal sont à peine atteintes.

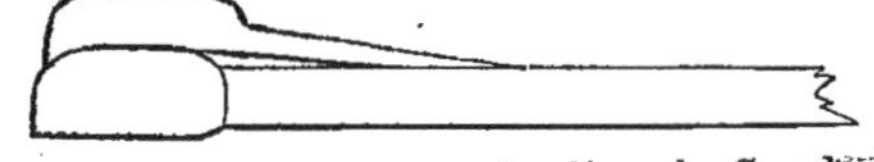

Fig. 10. — Uréthrotome à olive de Caudmont.

TABLE DES MATIERES

Paris. — Typ. A. PARENT, rue M.-le-Prince, 29-31.

BEALE. — **De l'urine, des dépôts urinaires et des calculs**, par Lionel Beale, médecin et professeur au King's College Hospital. Traduit de l'anglais, 1865, 1 vol. in-18 jésus, avec 163 figures. 7 fr.

CHAUVEL. — **Précis d'opérations de chirurgie**, par le Dr J. Chauvel, professeur de médecine opératoire à l'Ecole du Val-de-Grâce. Paris, 1877, in-18 jésus, 692 pages, avec 281 fig. 6 fr.

CIVIALE (J.). — **Traité pratique sur les maladies des organes génito-urinaires**, par le Dr Civiale, membre de l'Institut et de l'Académie de médecine. *Troisième édition*, 1858-1860, 3 vol. in-8, avec figures. 24 fr.

CORRE. — **La Pratique de la chirurgie d'urgence**, 1872, in-18 avec 51 figures 2 fr.

DESPRÉS. — **La chirurgie journalière**, par Armand Després, chirurgien de l'hôpital Cochin, professeur agrégé à la Faculté de medecine, etc., 1877, 1 vol. gr. in-8, avec figures. 10 fr.

GAUJOT (G.) et SPILLMANN (E.). — **Arsenal de la chirurgie contemporaine**, par G. Gaujot, professeur à l'Ecole du Val-de-Grâce, et E. Spillmann, professeur agrégé à l'Ecole du Val-de-Grâce, 1867-72, 2 vol. in-8, avec 1855 fig. 32 fr.

GILLETTE. — **Chirurgie journalière des hôpitaux de Paris**, répertoire de thérapeutique chirurgicale, par P. Gillette, chirurgien des hôpitaux de Paris, 1877, in-8, avec 662 figures, cart. 12 fr.

GOSSELIN (L.). — **Clinique chirurgicale de l'hôpital de la Charité**, par L. Gosselin, membre de l'Institut, professeur de clinique chirurgicale à la Faculté de médecine, chirurgien de la Charité. *Troisième édition*. 1878, 3 vol. in-8, avec figures. 36 fr.

HOLMES (T.). — **Thérapeutique des maladies chirurgicales des enfants**, par T. Holmes, chirurgien de Saint-George's Hospital, à Londres. 1870, 1 vol. gr. in-8, 330 fig. 15 fr.

LALLEMAND. — **Des pertes séminales involontaires**, par F. Lallemand, professeur à la Faculté de médecine de Montpellier, 1836-1842, 3 vol. in-8. 25 fr.

RICHARD (David). — **Histoire de la génération** chez l'homme et chez la femme, par le Dr David Richard, 1875, 1 vol. in-8 de 350 pages, avec 8 pl. col. cartonné. 12 fr.

ROUBAUD (Félix). — **Traité de l'impuissance et de la stérilité** chez l'homme et chez la femme, comprenant l'exposition des moyens recommandés pour y remédier, 3e *édition*, 1876, in-8. 8 fr.

THOMPSON (Henry). — **Traité pratique des maladies des voies urinaires**, par sir Henry Thompson, professeur de clinique chirurgicale et chirurgien à University College Hospital, suivi des **Leçons cliniques sur les maladies des voies urinaires**, 2e *édition*, Paris, 1880. 1 vol. grand in-8 de 1020 pages, avec 280 figures, cartonné. 20 fr.

VALETTE. — **Clinique chirurgicale de l'Hôtel-Dieu de Lyon**, 1875, 1 vol. in-8, avec figures. 12 fr.

Paris. — A. Parent, imp. de la Faculté de Médecine, r. M.-le-Prince, 29-31.

www.ingramcontent.com/pod-product-compliance
Ingram Content Group UK Ltd.
Pitfield, Milton Keynes, MK11 3LW, UK
UKHW021545260726
13993UKWH00002B/639